新生儿精细化护理系列

丛书主编　胡晓静

新生儿精细化家庭参与式护理

XINSHENG'ER JINGXIHUA JIATING CANYUSHI HULI

本册主编　钱葛平

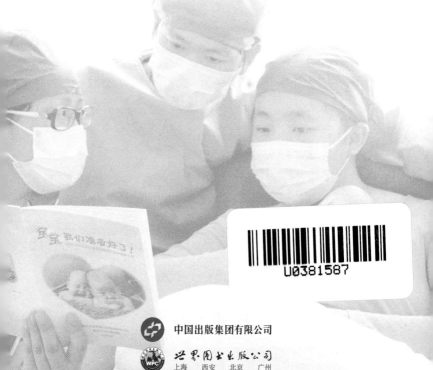

中国出版集团有限公司

世界图书出版公司

上海　西安　北京　广州

图书在版编目(CIP)数据

新生儿精细化家庭参与式护理/钱葛平主编. —上海：上海世界图书出版公司,2023.8
(新生儿精细化护理系列/胡晓静主编)
ISBN 978 - 7 - 5232 - 0329 - 3

Ⅰ. ①新… Ⅱ. ①钱… Ⅲ. ①新生儿－护理 Ⅳ. ①R174

中国国家版本馆 CIP 数据核字(2023)第 060990 号

书　　名	新生儿精细化家庭参与式护理
	Xinsheng'er Jingxihua Jiating Canyushi Huli
丛书主编	胡晓静
本册主编	钱葛平
责任编辑	沈蔚颖
装帧设计	袁　力
出版发行	上海世界图书出版公司
地　　址	上海市广中路 88 号 9 - 10 楼
邮　　编	200083
网　　址	http://www.wpcsh.com
经　　销	新华书店
印　　刷	杭州锦鸿数码印刷有限公司
开　　本	889mm×1194mm　1/32
印　　张	7.125
字　　数	150 千字
版　　次	2023 年 8 月第 1 版　2023 年 8 月第 1 次印刷
书　　号	ISBN 978-7-5232-0329-3/ R · 675
定　　价	52.00 元

丛书编写委员会

总主编

胡晓静

主审

周文浩　曹　云

顾问

黄国英　张玉侠　陈　超

丛书编委

（按姓氏笔画排序）

于　玲	马月兰	王　丽	王　玲	王　燕	王国琴
冯世萍	吕天婵	朱亭立	朱晓婷	任　燕	刘　晴
汤晓丽	李　文	李　芳	李丽玲	杨　芹	杨童玲
轩　妍	时富枝	吴莎莉	张先红	陆春梅	陈　芳
陈红雨	季福婷	金玉梅	赵　磊	胡　雪	胡艳玲
贺　芳	钱葛平	徐红贞	翁　莉	唐云飞	唐英姿
程晓英	谢　珺	蒙景雯	熊小云	熊永英	薛阿丽

本册编写者名单

分册主编

钱葛平

分册参编

（按姓氏笔画排序）

王　珏　　陈红雨　　金玉梅　　赵　磊

曹申晶　　熊永英　　缪　静　　薛阿丽

序　言

新生儿中的早产儿(born too soon)已经成为全球关注的焦点,每年大约有1 500万早产儿出生,世界上出生10个婴儿中约有1个是早产儿,他们很脆弱。5岁以下儿童死亡中有40%是新生儿,而早产儿是新生儿死亡中最主要的死亡原因,生存下来的早产儿中还有相当一部分要面临终身残疾如脑瘫、智力障碍、学习障碍、慢性肺部疾病、视力和听力等问题。早产成为一个公共卫生问题。

健康的新生儿需要做好从孕期、产期到新生儿期的全面的连续性的精细化照护,照护团队包括了非常多的角色。对于住院的新生儿来说,重要的三大角色是医生、护士以及父母,每个角色都需要付出120%的努力,同时又充分地相互配合才能得到一个较好的结局。新生儿护士是责无旁贷地一直守护在住院新生儿身边的角色,他们精细化照护能力关系到新生儿的短期结局和长期预后。新生儿护理水平需要加速提升,与医生角色进行完美地配合,最终改善新生儿尤其是早产儿的结局。

复旦大学附属儿科医院(以下简称"复旦儿科")一直

1

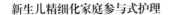

将新生儿的医护国内外联合培养放在重要的位置,投入了大量的资源,也培养出很多非常优秀的人才,这是复旦儿科新生儿包括极超低出生体重早产儿获得良好预后的保障。近年来,复旦儿科的新生儿生存率、极超低出生体重儿的生存率都逐渐接近发达国家水平,作为国家儿童医学中心更加有责任和使命与全国同道一起提升和进步,造福全国的新生患儿。《新生儿精细化护理》系列图书由新生儿护理团队发起,将复旦儿科多年来积累的新生儿精细化照护经验进行了总结,内容涵盖了新生儿发育支持护理、呼吸道的精细化护理、皮肤以及血管通路的精细化护理等临床必备的精细化护理知识和实践经验,具有很高的参考实用价值。当然,新生儿精细化护理远远不止这些,希望复旦儿科护理团队继续不断努力学习和实践,总结出更多的经验,与更多的医疗中心和家庭分享,为新生儿健康的未来加倍努力!

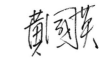

复旦大学附属儿科医院院长

2022 年 12 月

前　　言

出生体重 1 500 g 以下的新生儿称为"极低出生体重儿",出生体重＜1 000 g 的新生儿称为"超低出生体重儿"。2005 年和 2010 年,我国学者先后完成两次较大规模的全国性新生儿流行病学调查显示极超低出生体重儿占所有住院早产儿的比率约为 8%。近年来随着辅助生殖技术的广泛应用和高龄产妇增多等原因,极低出生体重儿所占的比重有上升趋势。极低、超低出生体重儿出生时各脏器的功能极不成熟,临床病死率和并发症发生率均很高。根据 2010 年世界卫生组织(WHO)统计数据,死亡早产儿中约 2/3 为极超低出生体重儿。随着新生儿诊疗护理技术的进步,2020 年中国新生儿协作网数据显示,胎龄 28 周早产儿的生存率达到 80% 左右。尽管如此,如何提高他们的生存率同时提高生存质量,依然是新生儿医学领域的重要课题。

极低、超低出生体重儿的关键救治技术包括应用肺泡表面活性物质、有创和无创机械通气、肠外营养以及抗生素等,这些救治技术在我国许多新生儿重症监护病房已经非常成熟,甚至接近发达国家的水平。极超低出生体重儿的生命非常脆弱,对护理技术有着极高的要求。在临床医学不断发展的同时,护理专业技术需要协同提高,例如 NIDCAP 技术、气道特殊护理技术、喂养技术、血管通路建立和管理技术以及家庭参与式护理技术等,都需要更细化的微护理专业团队细致地实施,这些在很大程度上直接影响了这些小早产儿的预后。因此,这样的护理工作要求护士们具有很好的职业素养和很高的技术水平,是一个责任特别重、技术含量特别高的专业。

复旦大学附属儿科医院新生儿重症监护病房每年收治的极低、超低出生体重儿达 500 例左右,在精细化护理技术方面积累了丰富的经验,本系列丛书基于大量的证据以及临床护理实践,针对新生儿临床常用的系列护理技术进行了分册介绍。携手全国部分新生儿护理同仁们,以深入浅出的方式倾情撰写了各分册,力求让新生儿科护士学习起来比较轻松且容易掌握,最终使全国的新生儿及其家庭受益。

在本书出版之际,感谢上海市科学技术委员会"长三角极低、超低出生体重早产儿精细化照护技术的联合攻关项目(项目编号:18495810800)"资助,感谢中国医药教育协会新生儿护理分会,以及国家儿童医学中心护理联盟新生儿亚组的同仁们的精诚合作,感谢新生儿科的前辈们在新生儿护理发展中的积淀,感谢我的导师黄国英教授对新生儿护理的重视和张玉侠教授的引领,感谢新生儿科周文浩教授、陈超教授、曹云教授的大力支持,特别要感谢全国新生儿科护士姐妹们勤勤恳恳的工作和奉献,是你们亲手挽救了千千万万宝宝们稚嫩的生命!

胡晓静

2022 年 12 月

目　　录

第一章

家庭参与式护理的概念

本章的学习目标

1. 了解家庭和家庭参与式护理的概念。

2. 掌握以家庭为中心的护理理念。

3. 了解家庭参与式护理的起源、发展与意义。

第一节　家庭的概述

　　家庭是一种以血缘为基础或具有情感纽带的社会单元，以共同的住处、经济合作或繁衍后代为特征。它是最基本的社会设置之一，也是人类最基本最重要的一种制度和群体形式。对于住院新生儿来说，尽管医护人员与患儿的接触增多，但仍需要认识到医护人员是家庭的"外来者"，患儿需要回归家庭，家庭才是患儿的最初来源和最终去向。

　　家庭是幸福生活的一种存在。第六十九届世界卫生大会提出以人为本的综合卫生服务框架的战略之一是要赋权给个人、家庭、社区及非正式护理人员，让其积极参与到患者的疾病治疗与康复中去。而在临床医疗决策中充分考虑患者、家庭成员和医务工作者的协同作用，以患者的自主意愿为主。家庭成员在专业医务人员的指导和培训下适时地参与照护，对患者健康状况进行干涉、管理，适合我国现有医疗环境的就医模式。目前临床中对家庭成员参与的护理主要有 4 种模式：家庭护理、以家庭为中心的护理、家庭协作护理和家庭参与式护理，各模式特点见附表 1。

第二节　家庭参与式护理的概述

　　家庭参与式护理（family integrated care，FIC）模式指在经过有效培训的专科护士对家属进行足够的教育和指导的前提下，让家长参与患儿住院期间非医学性常规生活护理的一种模式。该模式衍生于以家庭为中心的护理（family centered care，FCC），但又不同于 FCC，它强调患儿家长是患儿的主要护理人员，他们提供积极主动的护理，而不仅仅是一个被动支持的角色。

　　家庭参与式护理模式由加拿大 Karel O'Brien 医生

和 Shoo lee 教授于 2010 年首次提出,强调护理工作中要转变新生儿父母的角色,从被动参与转变至主动参与,成为护理工作中的重要参与者,为新生儿提供专业的护理服务。尤其新生儿的特殊性,对于护理管理工作提出的要求较高,常规护理措施难以满足其干预需求,临床越来越强调患儿父母参与到患儿住院期间的日常照护中。而事实证明患儿父母参与到新生儿疾病治疗过程中,能够很好解决新生儿出院后存在的各项问题,弥补传统护理不足之处,不仅可提高患儿父母自我效能及家庭功能,而且提高新生儿生存质量,还能够降低新生儿再入院率,降低潜在风险性。

第三节　家庭参与式护理的发展

一、家庭参与式护理的演变历程

(一) 国外家庭参与的演变历程

从 20 世纪 30 年代开始至第二次世界大战后时期,一些国家开始由家庭分娩转变为医院内分娩。1957 年英国建立第一家新生儿特殊照顾病房,新生儿的照顾工作由专业的医师进行,人们逐渐忽略父母在新生儿照护中的独特作用及亲子关系的建立对新生儿的重要性,同时医师的权威性也限制了护士为新生儿提供护理。

在抗生素广泛应用之前,医护人员认为父母是潜在的病菌携带者,因此大多数的新生儿病房限制父母的探视,即使父母进入到病房也禁止与孩子进行身体接触。医院治疗的核心原则是保护脆弱的新生儿,保证清洁和无菌。为了避免新生儿死于感染,医院制订"父母不准探视"的规章制度,早产儿的生存率在逐渐提高,而父母的参与度却不断下降。所以在20世纪60年代,很多医院的新生儿病房都建有透明玻璃,父母可以通过玻璃看到自己的孩子却不能进入到病房内,父母只有当孩子出院时,才能够接触到孩子。父母与孩子长期的身体和情感隔阂对新生儿后期的不良影响逐渐呈现,如孩子可能出现生长迟缓,父母可能出现虐待孩子的现象等。

在整个20世纪60～70年代,开始有研究关注亲子关系的建立对新生儿的积极作用,鼓励护士让父母参与到新生儿的护理工作中来。在20世纪70年代,新生儿重症监护病房开始出现,医疗技术和支持性治疗飞速发展,医疗性干预的水平不断提高,超低、极低出生体重儿的存活率不断提高,住院期间父母的参与逐渐被认为是未来家庭功能的一部分。

20世纪80年代,社会上开始出现一些公益团体,旨在促进医疗健康,逐渐认识到家庭是新生儿护理的核心,强调母乳喂养和母亲参与照护的重要性,同时倡导医疗环境的人性化。过去由医护人员造成的父母与孩子之间身体和情感上的隔阂都会因父母有效参与而打破,而且这种参与有助于新生儿出院后家庭完整性的建立。逐渐形成的以家庭为中心的医疗护理模式要求医护人员放弃控制，鼓励父母的参与。

近年来，越来越多的研究开始关注住院新生儿的心理和精神预后情况，大量研究指出父母的爱和亲子关系的建立在孩子的大脑发育上起着至关重要的作用，而且会影响其青少年期的精神功能。有专家指出，当孩子和父母开始接触，也正是其社会性大脑开始发育的时候，这个时候受到的不良影响越少，孩子成年后应对社会和情感困难的能力就越强。

(二) 国内家庭参与的演变历程

国外已经针对新生儿的家庭参与做了大量研究并形成以家庭为中心的护理模式，而国内尚处于起步阶段。以家庭为中心的护理理念最早于 2001 年引进我国，随后开始有学者陆续进行研究。家庭参与和个体化照护指导能够有效促进父母积极情结的形成，促进新生儿的生长发育和智能发育。医护人员和父母共同参与新生儿的住院护理能够使父母获得更多的护理知识，在促进孩子行动的能力及对孩子的支持性方面均得到了加强。家庭参与对新生儿及其父母的积极作用已经得到国内学者的广泛认同，但是就目前而言，家庭参与在国内新生儿科的应用尚未得到普及。

二、国内早产儿的家庭参与式护理模式

根据文献及临床调查，现阶段我国早产儿的家庭参

与式护理模式主要有以下 3 种：以家庭为中心的护理、发展性照顾、家庭参与式护理。临床开展的研究多为以家庭为中心的护理和发展性照顾，这两种模式已经受到了国际医学和护理界的重视，显示出了父母参与照护早产儿的重要性，然而父母只是医护人员的协同者，并不是早产儿主要照护者。而家庭参与式护理模式鼓励父母作为照护早产儿的核心力量，经过新生儿专科护士对其进行有效的教育和指导后，在住院期间进入新生儿重症监护病房参与早产儿的生活护理。它吸取了以家庭为中心的护理模式和发展照顾性模式中有价值的内涵并将其引申和发展。

（一）以家庭为中心的护理

以家庭为中心的护理（family centered care，FCC）理念的产生可以追溯到 20 世纪 50 年代，美国人本主义心理学家 Call Rogers 在研究临床心理治疗时，发现患者的家庭生活和社会功能与治疗效果有一定联系。20 世纪 50～60 年代，有研究证实母婴分离会影响早产儿成长。1972 年，Fond 和 Luciano 提出以家庭为中心的护理理念。1979 年，Porter 更进一步地将其定义为一种开放的、多层面的健康管理体系，提出每个人都无法从其身处的家庭与环境中孤立出来，应有效并高效地利用医疗服务机构包括患者家庭中每位成员的能力并协调好这些能力。1985 年，在美国普外科医生 C. Everett Koop 等的共同努力下，FCC 开始在美国的医学界、联邦基金机构及私人基金会中得以推广。1990 年，Rushton 将其描述为"由患儿父母和医护工作者共同努力达成的一致"，被认为是这一思想在临床工作中的定义。1993 年，美国成立了 FCC 研究所。儿童健康照顾协会开始强调家庭在儿童康复中的重要作用，为此，在生理-社会-心理医学模式的指导下，国际医学和护理界提出"以家庭为中心"的护理概念。1993 年，英国的 Nethercott 从事以家庭为中心的护理研究工作，她将其概括为 7 个部分：

（1）家庭必须参与到整个过程中。

（2）必须评估家庭成员的个性特征。

（3）父母必须参与做决定。

（4）照顾者应参与照护计划的制订和评价。

（5）家庭应参与一些技术性的照顾。

（6）日常照护应在院内鼓励练习，除非对患儿不利。

（7）应在患儿出院后给予持续的支持。

直到 2004 年，以家庭为中心的护理才有了明确的定义：通过家庭和专业人员的合作关系促进孩子健康。它尊重合作关系中每个人的力量、文化、传统以及特长，成为提高服务质量的实践标准。该定义适用于所有的孩子以及他们的家庭，还有健康照顾实践者，比如儿科医生、家庭顾问、护士、社工以及其他健康促进者，关键点是家庭和健康促进实践者以合作互助的关系共同促进孩子健康。

其核心概念包括尊重、支持、灵活性、合作、信息、授权及力量等 8 个方面。尊重是指尊重家庭的种族、文化、社会经济地位的多样性,尊重家庭在孩子健康成长中的重要作用和地位。支持是指在孩子成长的各个阶段,给家庭和孩子提供各种支持,如情感支持、经济支持、信息支持等。灵活性是指在提供护理服务以及实践过程中注重灵活性,以保证服务可以充分满足家庭和孩子的需要。合作是指在照顾孩子、健康教育以及进行干预项目等方面,要与家庭充分合作。信息是指和家庭长期共享准确的信息。授权是指给孩子和父母发现他们自己特点的权利,让他们建立自信心,对自己的健康问题做出选择和决定。力量是指认识到即使在非常困难的状况下,每一个孩子和家庭也有其优势的方面。为了使这种合作关系维持下去,成员间必须遵守以下几点原则:尊重所有参与者的技能和特长,彼此信任,开放式交流,相互沟通,共同做决定。

FCC 强调护理需要重视家庭和谐与健康,需要重视家庭成员作为维护健康的重要参与者,要指导父母如何妥善地照顾新生儿,满足父母和孩子在一起的需要,认同父母在孩子患病过程中的重要作用,并为孩子及父母提供适当及需要的护理。

(二) 发展性照顾

20 世纪 80 年代,在发达国家和地区(美国、加拿大、日本等)发展出一种早产儿护理的新理念——发展性照顾(developmental supportive care,DSC),其目标是"尽可能使早产儿出生后所处的环境与子宫内相似",使早产儿能早日适应宫外的环境，以促进早产儿体格和精神的正常发育。新生儿个体化发育支持护理评估程序（newborn individualized developmental care and assessment program，NIDCAP）是一种为早产儿提供个体化发育支持照顾的临床构架和训练计划，首先由美国的 Als 教授于 1986 年提出，其关注的重点是早产儿的个体特征及其家庭照护，根据实际情况制订个性化护理方案的一种新型模式。

现如今 NIDCAP 已在发达国家和我国新生儿重症监护病房（neonatal intensive care unit，NICU）广泛应用。该理念建立在早产儿行为评估的基础上，通过观察和评估早产儿的生理反应和系列行为把有害刺激最小化，提供个性化的护理和有益刺激，同时指导父母参与早产儿的照顾。早产儿的特征性体现在能够通过行为观察到的 5 个不同的功能系统：自主系统、运动系统、意识状态系统（包括良好的睡眠、觉醒、安静及哭闹的能力）、注意力互动系统以及自我调节系统。每个系统都有其不同的阶段发展目标，这些内在系统相互影响，同时也受到环境影响。

发展性照顾强调将早产儿作为一个整体，在个性化的护理过程中，注重神经系统、行为状态、自我规律等行为上的平衡，通过个体化的护理方案，如体位护理、环境护理、非营养性吸吮、抚触护理、环境护理等，以保证早产儿适应生存环境，促进正常的体格和精神发育。暖箱往往把早产儿与父母隔开，通过鸟巢式护理，让早产儿体验到妈妈子宫内的感觉,安全又舒适,提供了肢体活动边界,增加了早产儿的安全感。俯卧位避免了长时间仰卧位导致的颅骨不对称、体位畸形等问题,既改善通气,提高血氧饱和度,又可以减少胃食管反流。抚触能增强早产儿迷走神经张力,提高早产儿的应激水平与免疫力,促进机体功能的发育与成熟,同时提高亲子互动,培养感情,让早产儿更有安全感。

(三)家庭参与式护理

早产儿的存活率升高,但 NICU 无陪护的模式阻断了早产儿与家庭之间的情感建立,忽视了家庭对早产儿生长发育的积极作用。随着医学模式从单纯满足治疗为目的的传统生物医学模式转向以人为本,注重生理、心理、社会的综合健康观念,医院和患儿家庭对护理模式有了更高的要求。家庭参与式护理模式(family integrated care,FIC)是基于爱莎塔利亚的人文新生儿护理模式发展而来,旨在为早产儿建立一个始终如一的护理环境,鼓励父母与医护人员协同照护早产儿,为营造健康和谐的家庭氛围奠定基础。此护理模式强调父母与患儿的亲情交流与照顾,突出发展性照顾理念,家庭尤其是父母成为早产儿救治的重要一环,人性化理念得以彰显。

2016 年开始,国内 FIC 模式逐渐普及开来,FIC 指在新生儿专科护士对父母进行教育和指导的前提下,允许父母进入 NICU 参与患儿住院期间的非医学性常规生活护理的一种照护模式。家庭参与式护理模式是在以家庭为中心护理及发展性照顾内涵上的延伸,强调将有照顾意愿的家庭成员纳入护理团队,通过教育和基础技能培训等方式帮助家庭成员更好地在医院、家庭或社区等场所照顾患者。FIC 的核心目的是通过指导和帮助父母掌握一定的新生儿护理技能,使他们出院后有信心和能力照顾患儿,促进患儿从医院到家庭的平稳过渡。

FIC 要求父母进入病房参与患儿的日常生活护理,与孩子说话交流情感,进行母乳喂养和袋鼠式护理,学习简单症状体征的观察和安全防范的知识等。国内多项研究显示,FIC 可以明显降低患儿父母的焦虑紧张情绪以及提高母子亲情、父母责任感,也可以提高患儿远期的智力发育及精神运动发育指数,有效促进患儿的生长发育,值得在中国的 NICU 中进行推广。

第四节 家庭参与式护理模式对于早产儿家庭有着重要意义

一、促进亲子交流

父母与孩子之间的联系从出生就开始建立,但是对于一些需要入住医院的早产儿来说,亲子关系(attachment)的建立会被推迟,只有当父母能够开始抚摸和照顾自己的孩子,建立眼神的交流,这种关系才开始正式形成。在孩子病情许可的情况下，让父母抚摸和拥抱自己的孩子能够为亲子关系的建立提供机会。但是当父母看到自己早产的孩子外观与正常孩子不同、行为反应不完善，以及各种病理性反应时都会感到焦虑。此时需要责任护士能够进行观察，了解早产儿的承受范围，并能对父母做出相应的解释。让父母能够理解自己的孩子是由于早产而不能对眼神交流或者语言交流有反应，这样父母就不会误解孩子的行为或者感到与孩子有分离感。有研究发现，通过干预让父母理解早产儿行为并对其有所反应能够促进早产儿和整个家庭的健康。同时，护士也应该让父母能够识别早产儿的一些危险信号，如打嗝、呼吸暂停、发绀、心动过缓等，有利于早产儿父母根据孩子的行为表现来评估自己的照护效果。

二、满足早产儿生理和情感需求

FIC让父母及时介入、主动承担护理任务，这不仅能满足早产儿生理需要，还能影响早产儿的情感发展，是护理发展的必然趋势。FIC打破了传统的早产儿护理模式，父母进入病房参与日常生活护理，与早产儿说话交流情感，进行母乳喂养和袋鼠式护理，可以稳定早产儿的生命体征，有利于经口喂养的建立，促进神经发育，促进体质量、身高、头围等体格发育，减少早产儿不良预后。新生儿专科护士指导父母学习观察早产儿体征和安全防范的知识，为早产儿出院回家后的护理打下基础，避免因护理不当导致再次入院的发生。FIC模式可为亲子互动创造机会,亲情的呼唤与抚摸,可以使早产儿始终处在被关爱的氛围中接受治疗、护理、康复。研究证实父母进行早期陪伴并对早产儿进行适当的接触刺激,可以提高母婴之间的反应敏感性,使父母更好地辨识早产儿对应激源的反应以及情绪变化,减少外界应激源对早产儿的不良影响,减少早产儿呼吸暂停次数,促进早产儿大脑发育,降低早产儿感染率。此外,良好的照顾可以缩短早产儿住院时间,增加母婴亲密感,提高远期的智力发育及精神运动发育指数,有效促进早产儿的生长发育。减少神经系统后遗症对早产儿远期预后至关重要,研究表明,父母进入NICU探视及护理早产儿的时间及次数对改善早产儿神经发育状况有益,父母探视时间延长及频率增加可促进早产儿运动发育,减少肌力异常的发生率,有利于早产儿整体粗大运动和精细运动的发展,该模式对早产儿18月龄智力发育具有积极的促进作用。

三、缓解父母的紧张、焦虑情绪,帮助父母角色的建立与成长

早产儿的诞生会给父母带来压力,包括提供照顾、重新建立家庭关系及巨大的经济负担。当早产儿因病情危重入住NICU接受治疗时,父母往往处于强烈的应激状态,会产生多方面的需求,提供进入病房参与早产儿的护理机会并及时提供信息支持往往是早产儿父母首要的护

理需求。FIC 能有效满足父母的需要,并提供一个面对面的沟通平台,建立稳定、信任的医患关系可以有效降低焦虑、抑郁情绪。

早产儿 NICU 经历会直接导致父母信心和角色认同感、责任感的延迟。母婴分离使他们不能顺利地进入父母的角色,失去了照顾孩子的权利,从而感到沮丧和内疚;父母与孩子间有效互动的缺乏,也会使父母产生不良情绪,表现为焦虑和不安。然而当早产儿康复准备回家时,父母在激动兴奋的同时更伴随着焦虑和害怕,出院意味着父母要承担起照顾责任,但是许多父母并没有做好足够的心理准备。哺育不成功,不仅将影响孩子的生长发育,也会影响父母的自信,严重者将对父母与孩子的关系产生影响。FIC 鼓励父母成为早产儿日常护理的核心,医护人员对父母进行知识及技能培训,建立以父母为中心的护理管理模式。他们的参与过程其实就是一种学习与应对的过程,父母角色的成长发展过程。FIC 模式鼓励父母走进 NICU,参与到早产儿的成长过程中,增加父母自身角色的认同感,同时也能够提升其护理知识和技能,降低父母因家庭护理不当引起的紧张焦虑的可能性,进而缓解早产儿父母各时期紧张焦虑的心情。

四、提升护理工作质量,提高治疗效果

FIC 符合优质护理服务的要求,成为提高服务质量的实践标准。护士需要指导父母参与照护早产儿,并传

授相关专业知识和人文知识,能够激励护士不断地去学习护理知识和技能,最大限度上满足早产儿及父母对高质量护理的要求。开展 FIC 模式后,护理人员自身的专业知识和专业技能都有所提升,同时改变了护理观念,由实施者转变为教育者,更愿意全面地考虑问题,主动学习充实自己,从而提高护理质量水平,加快儿科护理队伍的发展。

五、缓和医患关系,提高父母满意度

FIC 以良好的护患关系和护患互动为基础,是生物-心理-社会医学模式发展的必然趋势。尤其在国内几乎所有 NICU 都是封闭式管理,医患关系相对紧张的现况下,FIC 为父母提供一个与医护人员交流的平台,提供更多的病情信息及护理知识,增强他们治疗的信心和积极性,都是非常有必要的。专业的早产儿护理从医院延伸入家庭,使早产儿出院后也能获得专业的家庭护理。由于家庭的参与,护士需要进行更多标准化的护患沟通使得护理工作得到父母的理解、认同和配合,主动改善护理服务态度,能够和谐护患关系,大幅度提高了父母满意度。

六、降低早产儿医疗成本,减少了医疗资源的使用和家庭的经济支出

国外研究显示自 NICU 开展 FIC 模式以来,院内感

染率呈下降趋势,甚至在加拿大 O'Brien 等的研究中早产儿院内感染率为零,对 NICU 的封闭式管理模式发起了挑战。FIC 模式降低早产儿医疗成本,在医疗事业和家庭经济效益上优于传统的护理模式。一方面父母参与护理促进了早产儿的康复,缩短了住院时间,减少了医疗资源的使用和家庭的经济支出;另一方面父母照顾早产儿的信心和能力增强,减少了早产儿的再入院率和其他社区医疗资源的使用率,减轻了早产儿父母潜在的经济负担。

(缪　静　陈红雨)

参考文献

[1] 瑞士. 世界卫生大会关注应急机制改革[J]. 中国会展(中国会议),2016(12):25.

[2] KAN K, CHOI H, DAVIS M. Immigrant families, children with specific health care needs, and themedical home[J]. Pe Diatrics, 2016, 137(1):1-8.

[3] 熊晓菊,陈锦秀,叶天惠. 家庭参与式护理模式在加拿大 NICU 应用现状及对我国早产儿护理的启示[J]. 护理研究, 2017, 31(06):652-655.

[4] 李颖,高翔羽,向希盈,等. 家庭参与式管理模式对早产儿18 月龄生长发育的影响[J]. 中华儿科杂志,2016,54(12):902-907.

[5] 崔焱,张玉侠,尹志勤. 儿科护理学. 第4版. 北京:人民卫生出版社,2016:103-108.

[6] 成磊,冯升,陆春梅,等. 早产儿出院后早产儿照顾者照顾体验质性研究的系统评价 Meta 整合. 中国循证医学杂志,2015,15(9):1090-1097.

［7］钱葛平，陆春梅. 早产后母婴分离状态下早产儿照顾者首次家庭参与式护理前后的心理体验. 中国实用护理杂志，2017，33(35)：2745-2748.

［8］侯文娅，王嘉乐，何淑贞. 极低出生体重早产儿的家庭参与式护理[J]. 护理学杂志，2018，33(07)：39-41.

［9］BRODSGAARD A，PEDERSEN J，LARSEN P，et al. Parents' and nurses' experiences of partnership in neonatal intensive care units：A qualitative review and meta-synthesis[J]. J Clin Nurs，2019，28(17-18)：3117-3139.

［10］GALARZA-WINTON，DICKY，O'LEARY，et al. Implementing family-integrated care in the NICU：educating nurses[J]. Adv Neonatal Care，2013，13(5)：335-340.

［11］侯文娅，何淑贞. 对晚期早产儿实施家庭参与式护理的意义及展望[J]. 实用临床护理学杂志，2018，3(12)：191-194.

［12］何丽，谭彦娟，黑明燕. 新生儿重症监护病房实施家庭参与式综合管理对住院早产儿母亲紧张焦虑情绪影响的自身前后对照研究. 中国循证儿科杂志，2015，10(6)：409-413.

［13］MILGROM J，NEWNHAM C，MARTIN PR，et al. Early communication in preterm infants following intervention in the NICU[J]. Early Human Development，2013，89(9)：755-762.

［14］O'BRIEN K，BRACHT M，MACDONELL K，et al. A pilot cohort analytic study Family Integrated Care in a Canadian nenatal intensive care unit[J]. BMC Pegnancy & Childbirth，2013，13(2)：1-8.

［15］O'BRIEN K，BRACHT M，ROBSON K，et al. Evaluation of the Family Integrated Care model of neonatal intensive care：a cluster randomized controlled trial in Canada and Australia[J]. BMC Pediatr，2015，15(15)：210.

［16］朱丽辉，熊月娥，肖艾青，等. 对护士进行早产儿家庭参与式护理的培训与评估[J]. 护理研究，2017，31(31)：3986-3988.

［17］HE SW，XIONG YE，ZHU LH，et al. Impact of Family

Integrated Care on infants' clinical outcomes in two children's hospitals in China：a prepost intervention study［J］. Italian Journal of Pediatrics，2018，44(1)：65.

［18］肖艾青，黄瑞文，张榕，等. 家庭参与式护理在新生儿病房优质护理服务中的应用［J］. 解放军护理杂志，2016，33(23)：70－73.

［19］张敏，张丽. 家庭参与式护理模式应用于 NICU 早产儿护理的研究进展［J］. 中国护理管理，2018，18(12)：1692－1696.

［20］黑明燕. 新生儿重症监护病房早产儿的家庭参与式综合管理［J］. 中华实用儿科临床杂志，2019，34(14)：1044－1047.

第二章

家庭参与式护理技术路径

本章的学习目标

1. 掌握病区实施家庭参与式护理的具备条件。

2. 家庭参与式护理流程的标准化培训。

3. 掌握家庭参与式护理的宣教内容。

第一节　病区实施家庭参与式护理的具备条件

一、空间准备

病区硬件设施准备：① 配置父母休息区,更衣间、洗手池、消毒隔离设备等;② 配置教学区,教学使用的新生儿模型等示范设施,配置齐全。父母可凭借住院卡片(有条件者可使用指纹或面部识别技术),由父母休息区通过专用通道进入 NICU。

（一）床边参与护理

当 FIC 空间和 FIC 人员不足时，可采用床边 FIC。需要高流量吸氧和经鼻持续气道正压通气的新生儿，父母在 NICU 床边陪护。适合早期 FIC，床边需要预留提供袋鼠式护理时需要的躺椅和相应宽敞的场地，两个暖箱之间需要用屏风进行遮挡，以保护隐私。有条件时采用（二）。

（二）父母参与护理专用房间（FIC 专用房间）

综上所述，在 NICU 中设立独立监护房间并为新生儿提供 FIC 服务是最理想的方式，这样可以最大限度减少外部监护噪声以及其他新生儿的治疗或抢救带来的打扰。但即使是单个新生儿所使用的监护仪器产生的噪声也会给照顾者造成一定的压力。针对这一问题，国外一些研究中提出使用耳麦隔离噪声有一定的作用，在无法达到单人单间的治疗条件时，研究者通过增加床单位间距、在暖箱或辐射台旁为照护者放置座椅使用播放轻音乐的耳麦等方法也达到了很好的效果。

二、时间准备

（一）集中理论课堂

按照入住病房的新生儿的疾病发展过程顺序性安排相应的理论和技能课程，每周 2 次，每次课堂培训时间为 1～2 小时，以父母完全掌握相关知识、技能为止。采用边讲解边示范操作，讲解完后解答父母的疑问，并指导父母进行操作练习,及时纠正其操作中不当的地方,最后,根据课程内容设置简单的问卷调查,了解家属知识掌握程度,确定培训课程达到预期效果。

(二)入室(或床边)护理

如果做不到 24 小时随时允许父母进入新生儿病房,那么可以允许父母在规定的时间内,做好更衣、换鞋、洗手、戴好口罩与帽子,再进入 NICU。每日陪新生儿的时间不少于 4 小时,并经过医护人员的指导,直至能独立完成对新生儿的喂养、抚触、洗澡等操作,学会判断各种监护仪器设备的数值、识别异常症状与窒息等危急情况的急救措施。

三、人员准备

(一)医护准备

FIC 的最终目的是在医护人员的指导支持下,使照护者在 NICU 成为新生儿的照顾者,并有信心将他们的孩子带回家,所以早产儿室员工教育的成功实施是 NICU 护理工作向 FIC 转变的重点,这就对医护人员提出了更高的要求。

(二)医疗团队须具备实施家庭参与式护理模式的意愿

病区医护人员必须具备以家庭为中心的护理理念,有尊重家庭并给予支持的主观意愿,然后主动改变传统的探视观念,将患儿父母纳入照护团队中,承认其照护者角色,鼓励其参与到交班、紧急情况处置等情境中,最大限度地满足、保证和支持患儿及家庭的需求。

(三)医疗团队须掌握 FIC 模式的内涵与实践知识

1. 内涵

在现存的 NICU 封闭式管理的基础上,支持患儿父母进入 NICU 参与患儿的护理管理模式是历史性的突破,也是新生儿护理学的发展方向。FIC 是一种建立在尊重患儿家庭、保持医患关系平等基础上的护患互动的护理模式,是生物-心理-社会医学模式发展的必然趋势。FIC 是将父母被动支持的角色转变为主动积极地参与到护理中,将关注的重点由疾病本身扩展至患儿及其家庭的一种照护模式。

2. FlC 教育哲学

(1)使用教育工具来增加父母的信心,减少父母的压力。

(2)支持开发父母亲技能获得的项目,包括提供关于医疗查房和各种报告书写。

(3)理解并尊重学习者的需求,无论是作为一个孩子的父母,还是作为成人学习者,所有课程都基于这种理解。

(4)寻求增加和促进父母对孩子的参与和学习过程。

(5)支持父母进行自主学习,并在需要的时候向父母提供适当的材料。

(6)选择具有赋权和可及性的材料,并承认父母的角色是独一无二的,不可替代的。材料都经过了临床医护骨干和教育者的审查和批准。

（7）鼓励就教育需求进行持续对话，我们将保持灵活原则，以适应我们家庭的不同需求。

（8）准备适应各种各样的学习方式，将提供视觉材料（视频、现场演示、照片、海报）和书面材料的多形式结合。

（9）FIC的父母将会有很多机会与护士、其他NICU的工作人员以及患儿父母交流，以造福更多的家庭。模型将可用于发展定位、沐浴和穿衣的练习。

（10）护理人员将被告知该计划和信息，以便他们能够支持学习，确保护理的连续性和良好的沟通。

3. 病区须成立FIC管理小组

成员可包括护士长、主治医生、床位医生、责任护士等，有条件者可借鉴国外，纳入营养师、心理专家、乳房护理师以及有类似育儿经验的父母等。我国学者也强调FIC团队中至少纳入新生儿专科医生和护士，并招募营养专家和心理专家，以提供安全、合理、全面的临床照护方案。

（1）FIC管理小组：① 制订相关制度、护理计划、协调相关工作及监督与评估；② 主治医生评估患儿的病情，同意实施方案并参与、制订护理计划；③ 责任护理人员负责实施具体护理计划，并对其父母进行护理知识与技能的宣教、培训、随访等。

（2）师资的遴选：FIC模式将父母或新生儿照护者纳入NICU管理，由护士帮助照顾者学会新生儿日常护理，护士的角色从一个照护者转移到教育者、促进者和父母顾问,其护理行为和态度直接影响 NICU 中的父母体验。因此,对 FIC 小组成员要求较高,不仅要掌握新生儿和疾病护理的知识和技能,具备丰富的临床经验,还要具备以下能力。

1)自我管理协调能力:护士合理安排时间,应对在 NICU 与父母建立发展治疗性关系的挑战。在确保能完成护理工作的同时,还能分配时间教家属知识。

2)教学能力:护士应是临床经验丰富和专业知识扎实的人员,能及时解决患儿家属的疑问,并教育家属掌握相关护理知识。

3)沟通能力:不同的时期、不同的家属有不同的心态、不同的需求,及时的沟通了解,能有效帮助家属缓解焦虑和学习新生儿照护知识。

4)自学能力:在实施过程中,需认真听取父母的合理建议,及时耐心地解答父母提出的疑问,出院后应继续提供护理咨询服务。父母的一些疑问以及对父母的教育指导会促使护士自发性学习更多知识,提升自身护理能力,学会处理双方之间的关系,保证项目有效、有序、安全实施。

(3)师资的培训与考核:由于临床工作繁杂,医护人员的培训形式可以是灵活多样的,如定期 PPT 讲座,每日晨交班护士长提问,经验交流,利用碎片化时间自行查阅书籍文献学习等。培训内容应包括以下内容。

1)FIC 定义:是指在新生儿专科或专业护士对父母

进行足够和有效的教育和指导的前提下,允许父母进入新生儿重症监护病房(NICU)参与早产儿住院期间的非医学性常规生活护理的一种照护模式。

2)FIC重要性:通过指导和帮助父母掌握一定的早产儿护理技能,促进患儿从医院到家庭的平稳过渡,使他们出院后有信心和能力照顾患儿。利用临床证据和实例证明开展FIC模式的益处,加强医护人员对该模式的认知和理解;积极认同父母在患儿发展中的不可替代的作用。寻求有效的合作方式,帮助父母尽早实现角色转换,真正让父母认识到自己的优势,提升解决问题的能力。

3)FIC护理流程的标准化培训,详见附图1。

4)沟通技能的学习与提升。

传统的NICU无陪护模式将护理人员的工作局限化,限定了护士的服务角色,为医患及时沟通设置了障碍。FIC模式由于家庭的参与,要求提高护士的主动服务意识,改善护理服务态度,需要进行有效的护患沟通使得护理工作得到父母的理解、认同和配合,能够和谐护患关系,承担照护者角色转换时所需的实际技能,并结合照护者的经验和需求进行相应的支持。护士不只是医疗服务的提供者,更是患儿父母的老师,为他们提供医疗护理知识培训和心理支持。

5)护士在沟通中要全面考虑患儿父母的生理、心理需求,提供个性化护理,改变以往因为专注于救治危重患儿可能会导致的"无意识失明",即忽略了患儿父母的感受。学习并充分利用心理学知识发现父母的真实需求，增强主动关心父母并提供相应社会支持的意识。

6）人性化服务的相关知识：人文关怀是患者基本且重要的需求，是优质护理服务的重要指征，是保障护士安全、提升护士职业满意度的重要手段。在家庭参与照护过程中，根据患儿父母的需求和医护人员的专业判断给予信息支持。具体内容包括：实施父母参与的查房制度、侵入性操作时允许父母陪护、鼓励父母参与到患儿的生活和专业护理过程中，但是关于参与的具体程度视具体情况而定，原则是尊重父母的意愿。

4. 照顾者准备

（1）家庭成员需具备参与到患儿护理过程中的意愿，他们的主观意愿将在很大程度上影响其参与患儿护理的程度及护理行为的结果。通过宣教，照顾者意识到FIC内容及重要性，家庭将完全地参与治疗、护理过程。温馨的、充满童趣的家庭式病房环境，亲情的呼唤与抚摸，可以使患儿始终处在被关爱的氛围中接受治疗、护理、康复。同时，良好的照顾护理可以缩短患儿的住院时间，增加母婴亲密感，改善患儿预后。

（2）参与课堂培训：参与病区定期举办的情景式父母课堂，对新生儿的特点与护理、新生儿相关疾病、新生儿护理常见问题及处理等课程进行PPT授课讲解，帮助父母正确护理新生儿，引导父母积极参与到治疗、护理中。课程设置可参考附表2父母学校内容，循环培训。

根据房间大小,每次参与培训的父母控制在 10 人以下,通过责任护士的宣教,熟知 NICU 管理要求。采用视频播放、课堂 PPT 讲座及新生儿模型操作示范,现场指导,教会父母手卫生、新生儿沐浴、母乳和人工喂养、测体温、换尿布等方法,对父母提出的问题现场给予解答,与父母共同分析遇到问题的原因,共同寻找解决的方法。在此基础上,进行一对一指导,纠正错误的行为,并仔细观察父母操作的掌握情况。

父母在医护人员指导下,通过看视频的方式在新生儿模型上进行新生儿抚触,掌握手法并理解通过抚触可减少新生儿呼吸暂停次数;促进睡眠,有助于形成昼夜规律,促进大脑发育;降低感染率;增加父母的满足感,增加母亲乳汁分泌等。课堂上能及时解答父母的疑问,出院后继续为父母提供护理咨询服务。

(3)参与护理:在理论课堂的基础上,通过责任护理人员的宣教,熟知家庭参与式护理的管理要求,掌握洗手、更衣换鞋及戴口罩的程序、正确方法,经培训考核合格后,才可参与家庭参与式护理中。要求来院前在家沐浴更衣,进入病区前完成进食、进水,排空大小便,避免因自己的需求而干扰患儿睡眠。在护士的指导下正确洗手,入室后碰触患儿前再次洗手。

病区医疗环境如硬件设施、是否支持 FIC 理念的实施、教育资源等,都会影响 FIC 实践。实施的影响因素概括为:理论与实践的差距;医护人员因素,如对待 FIC

实践的态度、感知和能力的欠缺(知识缺乏、评估不到位、沟通能力欠缺等);医护人员与父母照护角色界定范围模糊;医院环境设施的限制;管理因素(缺乏组织或管理层的支持、缺乏相关政策及指导)等。

四、用物准备

(1) 病区为照护者提供医用一次性隔离衣、每日清洗消毒的拖鞋或一次性鞋套。小教室,电脑、投影仪、教学用的新生儿模型。更衣间、洗手池、消毒隔离设备、新生儿洗澡间和护理用品,床单位或有靠背和扶手的沙发椅及脚凳,奶瓶、泵奶设备,备有监护仪、吸痰、吸氧等及急救物品。如在床边应预留为新生儿提供袋鼠式护理时需要的躺椅和相应宽敞的场地,2个保暖箱之间提供屏风进行遮挡,以保护隐私。

(2) 表格准备:见附表4早产儿照顾者照顾能力自评及护士针对性指导表,并作为教育评价,评估新生儿照顾者在整个项目中掌握程度,并根据需要对所提供的支持进行调整。

第二节　家庭参与式护理的主要内容

(1) NICU 陪护制度:科室环境介绍、人员介绍、工作流程等。

（2）手卫生：强调手卫生的重要性，洗手时刻，洗手步骤。

（3）读懂新生儿：新生儿的特点、新生儿常见疾病、护理常见问题及处理等。

（4）新生儿基础护理：眼部、口腔、脐部、臀部护理方法，更换尿布，穿衣，沐浴，测量体温。

（5）喂养指导：奶液配置（奶瓶喂养）、母乳喂养、母乳强化方法、奶具、物品的消毒方法等。

（6）用药护理：口服药准备和喂药。

（7）皮肤护理：袋鼠式护理、新生儿抚触。

（8）体位护理：鸟巢式的体位摆放、哄抱新生儿、睡眠姿势。

（9）简单症状观察：学习观察面色、经皮氧饱和度、呼吸、大便、哭声、腹部等体征及症状。

（10）急救复苏：窒息复苏、意外简单处理。

（11）设备：监护仪及特殊设备的观察等。

（12）特殊照护：造瘘口的更换和护理；慢性肺病的拍背与氧疗；腭裂新生儿的喂养等。

（13）学习记录宝贝成长点滴记录（身长、体重、头围等）。

（14）参与和决策照护计划（含出院准备计划）的制订。

（金玉梅）

参考文献

［1］JOHNSON BH，ABRAHAM MR，PARRISH RN. Desigining the neonatal intensive care unit for optimal family involvement ［J］. Clin Perinatol，2004，31(2)：353 – 382.

［2］BROWNE JV. Early relationship environments：physiology of skin-to-skin contact for parents and theirpret：infants[J]. Clin Perinatol，2004，31(2)：287 – 298.

［3］HEI MY，GAO XY，GAO XR，et al. Is family integrated care in neonatal intensive care units feasible and good for preterm infants in China：study protocol for a cluster randomized controlled trial[J]. Trials，2016，17(22).

［4］PATEL N，BALLANTYNE A，BOWKER G，et al. Family Integrated Care：changing the culture in the neonatal unit[J]. Arch Dis Child，2018，103(5)：415 – 419.

［5］LEE SK，O'BRIEN K. Parents as primary caregivers in the neonatal intensive care unit［J］. CMAJ，2014，186(11)：845 – 847.

［6］JIANG S，WARRE R，QIU X，et al. Parents as practitioners in preterm care[J]. Early Human Development，2014，90(11)：781 – 785.

［7］O'BRIEN K，BRACHT M，ROBSON K，et al. Evaluation of the Family Integrated Care model of neonatal intensive care：a cluster randomized controlled trial in Canada and Australia. BMC Pediatrics，2015，15(210).

［8］FRANCK LS，WADDINGTON C，O'BRIEN K. Family Integrated Care for Preterm Infants[J]. Crit Care Nurs Clin North Am，2020，32(2)：149 – 165.

［9］SALABERRY J，HAIT V，THORNTON K，et al. Journey to mother baby care：Implementation of a combined care/couplet model in a Level 2 neonatal intensive care unit[J]. Birth Defects Res 2019，111(15)：1060 – 1072.

第三章

家庭参与式护理六阶段的具体实施

本章的学习目标

1. 掌握进入新生儿重症监护病房前的家庭参与式护理。

2. 掌握进入新生儿重症监护病房时的家庭参与式护理。

3. 掌握住院早期阶段的家庭参与式护理。

4. 掌握住院中期阶段的家庭参与式护理。

5. 掌握出院准备期的家庭参与式护理。

6. 掌握出院后延续性护理。

第一节　进入新生儿重症监护病房前的家庭参与式护理

一、建立新生儿重症监护病房的初步印象

（一）早产儿发生率

全球为 5%～15%，其中黑种人可高于 15%，白人的

早产发生率也在 10%。中国对早产的发生率尚缺乏全国统一大规模的数究，平均来看为 8%～10%，且早产发生率呈逐年上升。早产儿增多，与二胎、三胎放开、生育年龄变大、生殖技术发展、环境变化等多种因素相关。

(二) 早产儿特殊的外观和行为表现

相对于足月儿，早产儿往往皮肤绛红，毳毛多；头显大，可占全身的 1/3；头发细而乱，如绒线头；耳郭软，缺乏软骨，耳舟不清楚；乳腺无结节或结节＜4 mm；外生殖器方面：男婴睾丸常未降，阴囊少皱襞，女婴大阴唇不能盖住小阴唇；早产儿指(趾)甲未达指(趾)尖，足底纹理较足月儿少。

(1) 早产儿大脑皮质兴奋性低，睡眠时间长，20～22 小时。

(2) 早产儿体温中枢发育未完善，皮下脂肪少，不能稳定的维持正常体温。

(3) 早产儿呼吸浅快，呼吸中枢发育不完善，使呼吸节律不规则，甚至有 3～5 秒暂停。呼吸道管腔狭窄，黏膜柔嫩，纤毛运动差，易致气道阻塞、感染、呼吸困难、拒乳。

(4) 早产儿消化系统发育不成熟，胃容量小，生后吸吮和吞咽能力差，胎龄越小，吸吮能力越差，甚至不会吞咽。

(5) 早产儿消化能力比足月儿弱，易出现呕吐、腹胀、腹泻等"喂养不耐受"表现，甚至发生坏死性小肠结肠炎。

(6) 早产儿出生后 3～5 天出现黄疸，较足月儿重，

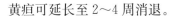

黄疸可延长至 2～4 周消退。

（7）早产儿因提前出生，体内营养物质储备不足，需静脉营养液维持能量，医护人员精心喂养才能渡过难关。

（三）新生儿六种意识状态的识别

1. 安静觉醒状态

眼睛睁开，不哭不闹，很少活动，很安静。新生儿在这种状态时，他们是很机敏的，喜欢看东西，特别是圆形、有鲜艳颜色的东西，如红球，或有鲜明对比条纹的图片，还喜欢看人脸，如果你带上眼镜就更能吸引他们了。当人脸或红球移动时，他们的目光甚至头部会追随。他们还会听声音，如果你在他耳边轻轻地呼叫，他会转过脸来看你。更有趣的是他还会模仿人的表情。

2. 活动觉醒状态

新生儿的活动可能有一定目的性，是在向他们的爸爸妈妈传递信息，说明他们需要什么，这些活动可以促进新生儿和父母之间的交往和联系。

3. 安静睡眠状态

新生儿的脸部放松，眼闭合着，全身除偶然的惊跳和极轻微的嘴动外没有自然的活动。新生儿处在完全休息状态，呼吸是很均匀的。年龄越小，睡眠时间越长，每日睡眠时间 20～22 小时；新生儿期没有昼夜节律，3～4 个月时能很好建立。

4. 活动睡眠状态

新生儿在活动睡眠时，眼通常是闭合的，但偶然短暂地睁一下，眼睑有时颤动。经常可见到眼球在眼睑下快速运动。新生儿呼吸不规则，比安静睡眠时稍快。手臂、腿和整个身体偶然有些活动。脸上常显出可笑的表情，如做出怪相、微笑和皱眉，有时出现吸吮动作或咀嚼运动。在新生儿觉醒前通常是处于活动睡眠状态。

5. 哭

用哭来表示意愿，希望父母能满足他们的要求。

6. 瞌睡状态

这是觉醒和睡眠之间的过渡阶段，持续时间较短。瞌睡通常发生于刚醒后或入睡前。眼半睁半闭，眼睑出现闪动，眼闭上前眼球可能向上滚动；有时微笑、皱眉或噘嘴唇；目光变得呆滞，反应迟钝；对声音或图像表现茫然；常伴有轻度惊跳。

（四）早产儿的预后

全球每年约有 1 500 万早产儿出生，每年有 100 万早产儿死于并发症。早产儿由于各器官形态和生理功能发育不够成熟，住院期间的医疗状况及生长发育状况的不稳定，死亡率高达足月儿的 20 倍。早产儿的救治犹如“闯关”，尤其是一些超早产儿，可能会经历呼吸衰竭、严重感染、颅内出血、高胆红素血症、喂养不耐受等难关。同时，早产儿由于胎龄小、出生体重低，全身各器官系统发育不成熟，生命力非常脆弱。但经过精心救治和呵护，绝大部分早产儿可以恢复到和正常孩子差不多。英国妇产科医生 Leslie Regan 的著作《怀孕圣典》提道：23 周出生的早产儿没有任何障碍活下来的概率只有 1‰,26 周出生的早产儿将近 25％的可以存活。30 周出生的早产儿,如果没有并发症,和足月儿不会有太多不同。

随着新生儿诊疗技术的发展,早产儿存活率大幅度提高,只要没有很严重的并发症,治疗起来并不太难。但由于早产儿生长发育的不成熟,其预后问题仍然严峻。最近研究表明,随着早产儿的成熟,他们仍然在认知功能和行为调节等许多方面面临重重困难,特别是社交和情绪适应。另外,高水平脑瘫(14％),智商低于 85 分(38％),运动技能差(47％)和视力障碍(10％)。

（五）住院环境和管理制度的特殊性

由于一些早产儿自身先天的缺陷,本就对周围环境不适应,甚至稍微的刺激就可能造成其出现强烈的反应。NICU 内的光线强弱、治疗设备的噪声、室内的温度的变化等都会导致早产儿不能正常恢复,以至于影响患儿以后的生长发育。因而患儿护理面临的挑战也从患儿的存活发展到使他们的发育过程和预后最优化,所以住院环境和管理制度必须严格要求。

1. 卫生要求

NICU 严格执行手卫生要求,严格遵守消毒隔离制度,做好病房环境微生物学监测。

2. "鸟巢式"护理

早产儿入住 NICU 后放于暖箱中,温度设置是根据患儿的胎龄及出生体重来控制的。暖箱内使用优质棉布,制成长筒形的保护带,两边中间部位填充高弹力海绵,将其扎成类似"鸟巢状"结构,放入早产儿之前先在保温箱放入"鸟巢"使其达到适宜温度,随后在"鸟巢"中放入赤裸的早产儿,最后依照患儿实际身高通过调节护带来改变鸟巢大小,给患儿制造安全氛围。

3. 噪声、光线管理

NICU 内的电话响声以及仪器噪声尽可能降低,安装噪声监测器,控制噪声<50 dB,减少人员走动,且工作者需要做到交谈轻、走路轻、关门轻等减少产生噪声行为的频率,各种治疗、护理集中化进行。病房灯光由明亮调节至柔和,较强的光线可能会导致新生儿眼部损伤,长期的强光照射会造成患儿的生活规律不佳。

4. 营养管理

早期进行微量喂养(也称非营养性喂养),其目的是促进胃肠动力成熟,提倡母乳喂养(可直接收集亲母母乳,也可以征得家属同意采用母乳库母乳),非营养性喂养达到 15～20 mL/(kg·d)时可以开始营养性喂养,并在每次喂奶前 30 分钟提供口腔按摩干预,以提高患儿的吮吸能力。

5. 生命体征测量

每间隔 4 小时测 1 次,为保持早产儿体内酸碱、血糖等平衡,依据其不同的病情进行静脉治疗和护理。

所以,NICU 的初步印象:早产发生率较高,预后问题仍然严峻,需要严格的住院环境和管理制度。护士在入院宣教时要告诉父母婴儿的这些特点,同时可以根据这些特征性行为表现,慢慢地学会读懂新生儿,并尽可能地满足新生儿的各种需求,为其健康的生长发育保驾护航。另外要告诉父母,他们有权利和义务向专业人员提出问题,寻求解决疑惑问题的答案。不要害怕被拒绝,有时因为医护人员工作繁忙,会简单地回答,那么自己需要做的只是换一个合适的时间或合适的人员重新提问。

二、患儿父母的期望表达

早产儿的诞生意味着整个家庭面临着一个非预期、提早到来及潜在多元问题的新生命,对父母而言是极大的冲击。面对早产儿,很多父母都会反复询问"为什么我的宝宝会早产""他会不会存活""我能不能照顾这样小的玻璃人""他会长大吗,智力会正常吗""我该怎么做"等等。大多数父母都会情绪低落,感到有些失望和困扰,这常常给家庭带来巨大压力,给社会带来极大挑战。

(一) 父母要勇敢地接受早产儿

对于早产儿,父母们可能完全没有准备,与理想中的新生儿有那么多的不同。但早产儿的生命力真的十分顽强,那些早产重症儿需要闯过呼吸关、感染关、喂养关等重重关卡,可以说要经历九九八十一难。但只要"闯关"成功,早产儿的发育就会越来越好。护理人员应该鼓励父母表达期望,期望是一种美好的心境,是一种乐观、积极向上、充满美好的精神。期望首先是一种等待,就像农民们在春天种下一粒粟,就种下了一个约定,期望秋收之日的到来,等待的过程即使充满艰辛坎坷,也怀揣美好。期望会像无形的力量给予父母信念,让心无比坚定,让爱无比从容。柔弱、安静的早产儿可能需要父母付出更多的精力和金钱,但不要因此而抱怨任何人、任何事情。孩子需要有被接纳的感觉,他才能和父母一起努力,越来越好地控制自己。父母要不断提醒自己:每一个宝宝都是不同的珍宝,不要将自己的宝宝与别人的宝宝比较!要学会养育早产宝宝的特殊技巧,帮助宝宝朝健康的方向发展。

(二)患儿父母压力的表达

父母关于孕育一个完美健康婴儿的美好愿望在宝宝早产后破灭,这种巨大的期望落差致使早产儿父母的行为会产生一定的变化。早产儿住院使父母角色功能发生了改变,不能有效应对早产儿的出生,无法在早产儿住院期间形成良好的心理调适,不利于早产儿远期生长发育的家庭支持系统建立。从某种角度上讲,每个家庭都会面对不同程度的压力,被各种因素困扰,早产儿家庭必然要经历许多挑战,父母需要在适当的时候鼓起勇气,学会应对压力。其实,在成功处理了紧张情绪之后,一个人承受压力的能力和信心就会增加,所有带来压力的事情都会过去。宣教中护士要鼓励早产儿父母表达压力,并告知其如何应对。

（三）应对压力的要点

（1）保持有规律的生活，必要时可以使用一些即时应对压力的小技巧，如放松、听音乐及做深呼吸等。

（2）阅读一些应对压力的书籍，尤其是讲述其他早产儿父母育儿经历的书籍，帮助自己度过波动的心路历程。

（3）住院期间多与医生、护士交流，以得到更多的有关家庭护理的信息。

（4）鼓励多参加父母课堂，学习早产儿的疾病与护理知识，掌握育儿技巧。

（5）客观考虑早产宝宝生活的环境，在抚育过程中有哪些设备、材料可以利用，然后学习怎么利用。

（6）学会早产儿发育过程中的一些检查操作，如测量头围、体重身高，学会发现早产儿的异常体征和症状，了解什么时候需要去医院看病、保证安全健康为第一位。

（7）寻找可以帮助你的人员、机构、网络和书籍，必要时及时寻求帮助。不要因为压力造成对家庭关系不良的影响，家庭成员间要相互支持、相互理解。

（8）善于观察周围经历相同的人员的家庭生活和他们成功的应对方式，尝试与他们交流。

三、建立患儿父母的信心

压力是一种生理反应，是自己感到的、无法应付的一些外在的事件。每个人对同样的事情的感受是不一样的，对压力的反应也不尽相同。很多人在面对压力时会有时间长短不等的脆弱表现,身体会产生一些应对压力的激素。当这些激素分泌量较少的时候会增加我们的注意力和忍耐力,但在分泌量较大的时候,则会产生所谓的应激反应,如植物自主神经系统功能紊乱导致血压升高、消化不良、免疫功能下降,或为应对压力出现一些不恰当的行为,如过量吸烟和饮酒、食量减小、睡眠减少、过量服药等。每个早产儿家庭都会面临压力困境,如何指导早产儿父母在压力中建立信心,护士需要做到以下宣教。

（一）做自信的父母

你要让孩子感到他是属于你的,你也是属于他的。患儿父母要敢于相信自己的常识,遇事泰然处之,相信直觉,遇事多和朋友、家人、医护人员商量,天性中对孩子的疼爱会让事情向好的方面发展。

（二）接受现阶段情绪不稳定的事实

很多父母会因各种早产原因而愧疚、而自责、而抑郁。其实应该意识到,这种情绪是患儿父母的必然经历,不鼓励这种情结,但应该承认这种情绪存在的事实。比如,当早产事件发生,父母不仅学会了面对生命的挑战,自信的父母会变得更加坚强、理性和亲密,是一个人不断成长和走向成熟的重要一步。

（三）参与患儿住院期间的护理

鼓励患儿父母参与患儿住院期间的护理,并在日常护理过程中逐渐学会如何做父母。尽早建立起父母角色,从第一次换尿布,第一次喂奶,第一次抚摸孩子的小脚丫,动作由笨拙到熟练,亲子交流越来越流畅,感情也越来越深。患儿的成长会证明做父母的成功,带给做父母的自信。

四、讨论并确定转运至新生儿重症监护病房

NICU 是对高危新生儿进行病情连续监护、及时有效救治及护理的集中病房,多数早产儿出生后需由产房转 NICU 进行治疗。患儿转运是新生儿救治中的关键环节,针对患儿环境适应性差、自身调节能力弱、起病急、病情变化快等因素,高效率和优质量的护理则能显著提高患儿转运的成功率。专业的转运救护团队对危重患儿进行及时有效的院前急救,在转运途中对患儿病情严密、持续地监护,极大程度地保证了新生儿转运的安全性,对降低新生儿的病死率与后遗症的发生率具有重要意义。

（一）转运前告知患儿父母转运的必要性和紧迫性,充分保障知情权,并安抚情绪

1. 转运救护小组

由经过专业培训的儿科主治医生、转运经验丰富的护师及司机组成。转运专用的急救车配备了暖箱、简易呼吸机、氧气瓶、氧气袋、血糖测定仪、多功能监护仪、输液泵、吸痰器、气管插管、急救箱及移动电话等,相关人员每日对急救设备进行检查与维护,使所有仪器及药品均处于安全、随时可用的状态。

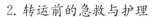

2. 转运前的急救与护理

在急救车出发前,仔细核对检查相关仪器与药品,并在出诊途中,根据患儿的症状和体征确定好初步的处理方案。患儿转运具有一定的预见性,除了准确地把握患儿的病情以及时给予治疗外,还考虑到了采取相关措施减少后遗症的发生概率,从而提高患儿的生活质量。

3. 了解患儿情况并做好救护措施

到达后,详细地了解患儿情况和转诊医院的处理措施,并即刻对患儿进行生命体征的监护。采取各种预防干预和救护措施,使患儿的呼吸、血压维持稳定,纠正内环境紊乱,建立静脉留置针通道,方便在转运途中及后续抢救中进行静脉输液。

4. 家属同意并签字

待患儿情况基本稳定,讲明当前患儿的病情及转运、治疗中可能出现的突发和意外情况,并指导他们到达目的地后如何办理相关手续,以确保患儿的顺利转运。如果是早产儿转运,取得家属同意并签字后,方可实施基于STABLE 早产儿的转运。相比于传统转运,基于 STABLE技术的早产儿转运进一步明确了转运注意事项,规范了转运流程,能够更好地保障超早产儿生命安全。

(二) 转运期间,与患儿父母保持沟通,告知患儿及治疗相关事项

在转运过程中,需要采取多种措施,保证早产儿能够获得相应的治疗和护理,从而最大限度地预防不良结局发生。

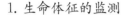

1. 生命体征的监测

观察患儿的面色、唇色、呼吸、意识、肌张力和尿量,持续监测其血压、血糖、血氧饱和度、体温、心率等,如果途中出现异常,立即实施抢救,待患儿情况稳定送回 NICU。

2. 保暖措施

为了防止患儿出现低体温,转运前对车载暖箱进行了预热(初始温度设定为 32℃)。将患儿着单衣,取侧卧体位放入温箱,注意维持箱体内为中性温度。

3. 维持呼吸道通畅

早产儿肺部和呼吸中枢系统发育不成熟,自主呼吸能力较弱,极易发生呼吸不均和呼吸暂停,所以应该加强对呼吸道的管理。注意吸痰和清除鼻腔异物,如有需要可低流量给氧,并积极监测血氧饱和度,防止氧中毒。

根据 STABLE 技术制订包括血糖、体温、呼吸、血压、实验数据和情感支持等具体转运护理措施。

4. 血糖

转运前常规监测血糖。正常新生儿建立静脉通路,低血糖或高血糖需纠正至正常后安排转运。转运期间,每 2 小时监测血糖 1 次;血糖异常或者新生儿母亲如有妊娠期糖尿病等高危因素,每 1 小时监测血糖 1 次。转运后及时配置静脉营养、行 PICC 穿刺等。

5. 体温

常规监测体温,根据患儿孕周及体质量预设并及时调节暖箱温度,可包裹温热保鲜膜后可开始调节暖箱温湿度。正常患儿采取相应保暖措施后安排转运,体温过高或过低需纠正至正常。转运期间至转运后,保持暖箱温度,操作集中进行,避免频繁开关暖箱门,并动态监测体温。

6. 呼吸

监测患儿呼吸,如呼吸异常予以及时清理呼吸道、气管插管、机械通气、肺表面活性物质等治疗,插管者标记插管深度,持续正压通气者,保证患儿鼻塞/鼻罩在位、管路无打折通气有效。转运期间至转运后,给予辅助通气、清理呼吸道等相关治疗措施,并密切监测患儿呼吸,以保障患儿呼吸道通畅。

7. 血压

常规监测血压,血压异常者需纠正至正常。转运期间至转运后,每小时监测血压 1 次,密切观察患儿指(趾)端温度、毛细血管充盈、血氧饱和度等,并给予血管活性药物治疗。

8. 实验数据

监测血气结果,如有酸中毒需纠正后安排转运。转运期间至转运后密切观察患儿反应及活动情况,并予以血气监测。

9. 情感支持

医护人员在对患儿进行抢救和治疗的过程中,往往容易忽略家属紧张焦虑的情绪。在转运前和转运中,护理人员应积极和家属沟通,除了获取患儿的病史、资料,

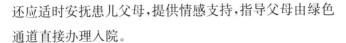

还应适时安抚患儿父母,提供情感支持,指导父母由绿色通道直接办理入院。

(三) 转运结束的护理

抵达医院后,安排患儿立即入住 NICU,转运医护需认真填写危重新生儿转运记录单, 该记录单设有转运前中后患儿各项监测指标填写栏,记录好患儿的生命体征、出生情况,并向主管医师汇报早产儿的病情,包括转运小组在转诊医院的检查情况、途中病情的变化、抢救经过及用药情况等,采用 SBAR(情景、背景、评估、建议)沟通模式与值班护士做好交接班。

第二节　进入新生儿重症监护病房的家庭参与式护理

一、新生儿重症监护病房环境介绍

NICU 需要医护人员具备高超的水平,先进的观念,并配备高精尖的设备,这都是确保患儿得到及时救治的关键,但是目前国内 NICU 多采取无陪护管理模式和集中探视管理,实施人性化的开放性的探视制度和以家庭参与式的护理模式是 NICU 的未来趋势。

(一) NICU 病区设施的介绍

NICU 是医院内独立的病区,有自己独立的出入门

45

户和可以控制的环境。病室内的光线充足,层流装置,温度为 24～26℃,湿度为 55%～60%。病区分为抢救单元、中间护理区、隔离区,家庭式病房,辅助房间等。病房基本设施有暖箱、辐射保暖床、监护仪、负压吸引器、测氧仪、输液泵、光疗仪、复苏用具、各种呼吸机等。

(1) 病房每个暖箱上面都有专门隔光的布帘罩住,除必要的护理外,通常不打开暖箱罩,使患儿可以在一个相对幽暗的环境中休息。病房内应装有音控报警器,保证仪器工作声和工作人员谈话声控制在 50 dB 以下,并有能够促进患儿成长的微小音乐声。

(2) 一个抢救单位包括一个抢救床位、一个生命岛和一套重症监护仪器设备等,是 NICU 最基本的构成单位。它可以给危重新生儿提供连续的生命体征监护。

(3) 家庭式病房:病房不再只是被动的治疗场所,而是成为患儿及家属的生活环境。家庭式病房专门为开展家庭参与式护理提供场地,包括母婴同室房间、陪护房间、客厅、厨房等,对于空间环境、声、光、操作刺激等有了更高的标准及要求。鸟巢式护理、袋鼠式护理等人性化护理方式被应用于临床,其主要目的在于给早产儿与正常足月儿一样完整的情感体验和最小的干扰,使宫体外不利因素对其影响降至最低,以提高其未来的生存质量,最终良好地回归社会。

(4) 辅助房间主要包括医护办公室、治疗室、仪器室等。

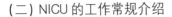

(二) NICU 的工作常规介绍

NICU 中的患儿要全部进行特级护理,交接班在患儿的床头进行,详细交代诊断、病情、治疗与护理情况,确保 24 小时守护在床旁。

1. 呼吸、心血管系统

应用多参监护仪对患儿的心率进行监测,监测心电图、呼吸频率等。危重患儿随时记录,稳定患儿每 1 小时记录。对需要进行呼吸道管理的患儿,必要时吸痰,及时记录痰液的性质和量。

2. 神经系统

严密地观察患儿的意识、反应、瞳孔等情况,并每 2 小时要测记 1 次。

3. 消化系统

严密地检查患儿的腹胀、呕吐、大便性质等情况。

4. 泌尿与代谢系统

为患儿称体重,每日称重 1 次,记录 24 小时出入量,每日测尿比重、尿糖、血电解质、血糖 1 次,测量患儿的体温、箱温。除了应用检测仪测量相关指标外,护士也要对患儿的情况进行严密的观察,出现异常情况时要及时通知医生。

(三) NICU 的消毒隔离要求

NICU 收治的是情况危急的患儿,其中比较多的是极低出生体重儿,因此对无菌的环境要求很高,要严格地执行消毒隔离制度。

（1）医护人员要定期为患儿进行全面的健康体检，要确保患儿没有感染性疾病。工作人员在进入病室之前要更衣、穿专用鞋，严格执行洗手操作。在为患儿进行操作时、护理前后都要洗手。

（2）空气消毒：要应用循环风、紫外线空气消毒器或者是紫外线灯进行照射消毒。

（3）对病房的地面要用湿吸尘器或者进行湿拖，每日要打扫2次，注意床间距。

（4）所用的仪器设备使用后要用清水进行擦拭，擦拭后要用消毒水进行擦拭。

（5）感染性患儿和非感染性疾病患儿要进行分类隔离。

二、新生儿重症监护病房工作人员介绍

入院后主动向患儿父母介绍主管医生和责任护士，患儿疾病相关的知识、住院大概所需的费用等；住院期间允许在规定的时间内向医护人员询问患儿的情况，同时医护人员也会及时将患儿当前阶段的病情、治疗方案和护理计划向患儿父母告知并解释，每日下午在规定时间父母可电话咨询。

（一）NICU 的人员组成

主任医生（统管病房、每周参与查房）；主治医生（分组统管病床、每日参与查房）；床位医生（分管病床、每日参与查房）。护士长（统管病房护士队伍，保证护理安全）；专科护士（协助管理病房护理质量）；责任护士（分管

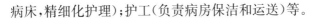

病床,精细化护理);护工(负责病房保洁和运送)等。

（二）医护的素质要求

在这一科室的医护人员要求品德、业务、身体各方面素质都要比较优秀。医护人员都必须经过相关的技术培训,在平时工作中要坚持学习。他们不但要有临床医疗护理的相关经验与技能,还要熟练掌握各种抢救技术操作与急救技术,临床的一些监护指标要非常熟悉,在平时的工作中要严密观察患儿的情况,学会综合观察,不要单纯机械地执行医嘱,要具备超前的急救意识。

（三）NICU 工作内容

NICU 实行工作 12 小时、休息 12 小时的轮班制。医生每日都要对孩子健康查体,根据当前状况调整用药,制订更新的治疗方案;对护士来说,要时刻守护在孩子身边,巡回观察生命体征,除了夜班不用给宝宝擦澡、做口腔护理,其他每 2～3 小时换尿裤、喂奶、注射、写护理记录单等一样都不少。在 NICU,一切都是精细化护理,除了每日称体重,严格记录出入量,每次换下的尿裤也都要先放在秤上称重。每日尿量能够反映患儿的循环情况,尿量多了少了都要分析原因。奶量要精确到毫升,喝多了容易腹胀,喝少了体重涨不上去。床位医生每日都会根据宝宝的病情、生长情况、尿量等调节奶量和输入的液体量。NICU 有着严格的病房设置和消毒隔离要求,医护人员最常做的动作就是洗手,凡是接触患儿都要洗手消毒,在每个保温箱外特地放了皮肤消毒液,方便消毒。

（四）NICU病情解答和探视陪护制度

有条件的情况下,鼓励家长随时可以进入NICU并陪护。无条件时可根据各家医院制度规定告知病情解答和探视陪护制度的时间。如病情解答可选择电话解答和来院与医生当面解答两种方式,为保证医疗工作的正常进行,每日上午一律谢绝。探视制度可选择集中探视和床边探视两种,探视人员为法定监护人(父母)及(或)照顾者。集中探视首先由医生评估患儿病情,许可后开具探视单,到指定位置隔窗探视,护士全程陪同,解答护理方面问题。床边探视属于家庭参与式护理的重要内容,可在医护人员安排下入科室探视并亲子交流。每位患儿只允许1~2位家属进入病房探视,做好手卫生,穿好隔离衣和鞋套,在专科护士指导下参加患儿日常护理。患呼吸道感染和皮肤感染等传染病的父母,不要进入病房探视,以免感染到患儿。

三、评估患儿父母(至少2位)

"早产"对于新生儿本身来说就是巨大的威胁,随着早产儿被收入复杂医疗环境的NICU,严格的探视制度,有限的信息来源,均给家庭带来巨大的压力,对家庭成员的心理造成极大的冲击,由此引发身体和心理上强烈的应激反应,从而产生焦虑和一系列需求行为。

（一）评估患儿父母的社会心理

1. 心理情绪

早产儿父母极易出现内疚、焦虑、抑郁、恐惧、悲伤和无助等不良情绪。随着这些不良情绪的堆积和压抑,使早产儿父母极易造成某些心理疾病。在心理应激中最常见的情绪反应是焦虑和抑郁,早产儿父母具有较大的患有焦虑症、抑郁症的风险。早产儿住院后,当父母面对孩子暂时需要医护人员照顾的事实时,他们失去正常父母亲角色,疾病不确定感增加,甚至会产生罪恶感。

2. 患儿父母的紧张焦虑程度

采用新生儿重症监护病房父母紧张焦虑评分量表(parental stress scale:neonatal intensive care unit,PSS:NICU)评估(附表3)。

(二) 评估患儿父母的照顾能力

评估患儿父母的基本护理能力、喂养知识、早期疾病症状和体征的识别等,内容涉及八个方面(居家照护技能、喂养营养、早期干预、症状体征观察、急救知识、防范安全、特殊照顾、亲子关系),采用早产儿照顾者照顾能力自评及护士针对性指导表格来评估照顾需求(附表4)。

(三) 评估患儿父母的需求

入院时患儿父母处于应激状态,对保证早产儿安全、获取信息、获得支持及自身舒适方面的需求均较高。父母作为患儿直接血缘关系人,需求程度较其他亲属更为迫切。若需求被忽略得不到满足,会加重患儿父母的焦虑,影响护患关系,进而影响患儿的治疗。因此,及时准确评估NICU患儿父母的需求对促进身心健康和提升护理质量具有重要意义。

评估患儿父母的需求,采用新生儿重症监护病房患儿父母需求量表(NICU family needs inventory,NFNI)评估(附表5)。

四、初步的治疗方案和护理计划

(一)入院评价

入院时对患儿进行全面评估,告知父母患儿入院时面临的护理问题、目前主要的护理诊断、需要给予的护理措施等,并定期给予护理计划评价的反馈。

1. 潜在的护理问题

(1)有受伤的风险。

(2)有感染的风险。

(3)有体温失衡的风险。

(4)低效性呼吸形态。

2. 预期的护理目标

(1)新生儿气道将保持通畅。

(2)建立有效的呼吸模式。

(3)维持体温调节。

(4)观察父母-新生儿依恋行为。

(5)建立母乳喂养或奶瓶喂养。

(6)新生儿不会出现感染迹象。

(7)家庭将展示照顾新生儿基本需求的能力。

3. 具体的护理干预实施

(1)保持气道通畅。

（2）保持身体稳定温度。

（3）防止感染和伤害。

（4）身份识别,确保无误。

（5）基础护理：眼部护理,脐部护理,洗澡护理。

（6）维生素 K 管理,乙肝疫苗管理。

（7）新生儿疾病筛查,新生儿通用听力筛选。

（8）提供最佳营养：母乳喂养,奶瓶喂养,配方奶配制。

（9）读懂新生儿行为,促进亲子关系。

（10）出院回家的护理准备。

4. 护理评价

护理干预的有效性取决于基于以下内容对护理的持续评估和评价指导方针。

（1）观察患儿的面色和呼吸模式。

（2）定期监测体温,观察体温、呼吸窘迫等不稳定迹象。

（3）观察是否有感染迹象,尤其是脐部。

（4）新生儿筛查,包括胆红素筛查等。

（5）监测患儿的喂养能力和口服量。

（6）监测每日体重。

（7）观察患儿和家庭成员之间的互动,采访家庭成员关于他们对新生儿的感觉。

（8）观察父母照顾患儿的能力,与父母面谈任何关于在家照顾患儿的问题。

（二）全面评估患儿情况并告知父母

医生对患儿进行全面评估后及时、准确、细致地向患儿父母提供有关患儿病情、一般的生理状况，如喂养奶量、皮肤情况、体温变化等方面的信息。医护团队与患儿父母一同制订照护计划，使患儿父母能够在孩子日常的照护活动中起到间接的协助作用，记录孩子的生长，同时参与孩子健康计划的制订。

（三）鼓励患儿父母参与初步的治疗方案和护理计划

FIC 强调在疾病过程中起重要作用的家庭护理概念，强调医护人员和患儿父母是一个合作伙伴关系，家庭是孩子的力量和支持的主要来源，家庭可为临床决策提供重要的信息和建议。这个过程中护士起到的是一名教育者或者教练作用，鼓励和患儿父母组建成一个团队，建立更具有治疗效果的护士＋父母的合作关系。这样，患儿父母对整个事件的情境控制感会增强，更有意义地参与到照护患儿的过程当中。

五、提供社会支持

（一）信息支持

（1）帮助患儿父母了解医院的医疗资源，包括了解 NICU 具体的治疗环境和治疗设备、熟悉医院缴费的流程和医院食堂和超市等场所。

（2）告知 NICU 封闭式的治疗环境和母婴分离情

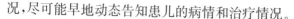

况,尽可能早地动态告知患儿的病情和治疗情况。

（3）帮助患儿父母了解新生儿相关疾病的知识和后续可能的不良后果。一些新生儿生理未成熟,极易引起各种并发症,主要有高胆红素血症、新生儿肺炎、酸中毒、低钙血症、呼吸暂停及新生儿硬肿症等。如高胆红素血症常见的症状表现为黄疸,可能会导致新生儿神经系统受损,严重时影响智力发育;免疫系统发育的不成熟会加重新生儿感染性肺炎的概率;呼吸中枢发育不成熟导致的呼吸暂停会造成大脑等多器官缺氧受损,影响新生儿语言和运动等方面的发展。

（二）情感支持

（1）促进亲子交流的策略,家属的参与应该从入院时开始,让出生后没来得及看到或者摸到的父母可以安慰、抚摸、怀抱孩子。父母和孩子之间的这些交流有助于早产儿的生理和行为发展,也能够使父母建立早期亲子关系,对育儿更加自信。同时,护士可以运用一些策略帮助父母学习如何与孩子更好地交流,如何更好地参与到孩子的照护中来。

（2）鼓励父母谈论他们的观点和感受。告诉患儿父母:患儿的护理模式可以有家庭参与式护理的选择,可以进病房参与患儿照护。只有通过与新生儿的不断接触,父母才能建立照护信心。

（3）患儿父母的健康管理核心部分是自我疏导情绪,掌握疾病相关护理知识被认为是患儿父母自我疏导的要求之一,此外还需积极主动地获得及时性的相关信息,消除负性情绪,尽可能在最大程度上使患儿疾病病程被缩短,促使患儿预后的生命质量得以提高,促进患儿父母角色适应,恢复家庭健康功能。

第三节 住院早期的家庭参与式护理

一、评估患儿父母(至少2位)

在人类生命初期,照护的方式对于创伤造成的影响起着极其重要的作用。如果在与孩子分开后的一段无法预测会持续多久的时间内,父母不能为孩子提供有意义的照护,无法履行父母的角色功能,往往将承受着巨大的压力。

(一) 评估患儿父母的社会心理

1. 心理情绪

有研究指出患儿父母在 NICU 早期,通常 1 周内会产生应激反应,如感到信任缺失、无助,表现为焦虑、内疚等负性情绪。由于对患儿疾病及医疗状况缺乏了解,对如何与医护人员交流感到陌生,如许多疑问不知如何询问,甚至无法得到肯定答案,也不知道如何寻求资源。这种不确定感和不可预知感会持续存在,直到孩子脱离危险为止。

2.生理方面

生产后母亲体内的雌激素、孕激素急剧下降,会情绪低落、态度消沉,易哭泣、易激惹,身体疲惫、睡眠质量差。急、重危患儿的父母,常表现出悲观情绪;部分救治后病情仍无好转者,父母则表现为悲观、失落、无望,只能无奈放弃治疗;偏执、严重者因为经历患儿抢救过程,甚至出现急性强迫症、急性神经病、躯体症状等。

3.建立亲子关系

从理论的发展来看,亲子血缘联系不是自动的过程,而是依赖于新生儿的可再生的潜在生长发育能力和父母对资源的获取可能。影响父母—新生儿亲子关系的因素包括:父母是否早期接触新生儿;新生儿的需要是否得到及时满足;新生儿的各种状况是否与父母的期望相符;新生儿的出生对家庭原有生活方式的影响程度等。由于无法直接接触患儿,对患儿的医疗状况和需求不了解,这个时期亲子关系的建立受到了严重阻碍;同时由于患儿的出生对家庭造成了较大的影响,使得家庭的生活方式发生了改变,也不利于亲子关系的建立。

4.评估患儿父母的紧张焦虑程度

采用新生儿重症监护病房父母紧张焦虑评分量表(PSS:NICU)评估(附表3)。

(二)评估患儿父母的照顾能力

评估患儿父母的基本护理能力、喂养知识、早期疾病症状和体征的识别等,内容涉及八个方面(居家照护技能、喂养营养、早期干预、症状体征观察、急救知识、防范安全、特殊照顾、亲子关系),采用新生儿照顾者照顾能力自评及护士针对性指导表格来评估照顾需求(附表5)。

(三) 评估患儿父母的需求

研究发现,住院24小时内患儿父母处于应激状态,对保证患儿安全、获取信息、获得支持及自身舒适方面的需求均较高。住院72小时后,父母接近患儿的需求最强烈。提示患儿住院早期是护理干预关键期。

评估患儿父母的需求,采用新生儿重症监护病房患儿父母需求量表(NICU family needs inventory,NFNI)评估(附表5)。

(四) 评估经济情况

以早产儿为例,早产儿在NICU住院进行治疗所需要的医疗费用给家庭带来巨大的经济压力。刚入院的早产儿需要进行各项检查治疗,再加上基础医疗费用,每个早产儿一天花费可达数千元。另外,根据流行病学的研究显示,辅助生殖技术、产前感染、胎膜早破、双胎及多胎、妊娠期高血压疾病都是影响早产的重要因素。有些家庭在前期人工受孕方面已经花掉大部分积蓄,又突然面临孩子早产的高额花销,家庭收入已经无力支持;有些家庭因为双胎早产,NICU医疗费用成双倍递增。受多种因素的影响,早产儿家庭普遍感觉经济负担过重。

二、提供社会支持

（一）信息支持

1. 医护人员需始终重视并满足患儿父母获取早产儿病情相关的需求

宣教新生儿护理知识，邀请患儿父母参加父母课堂，内容参考附表 2。通过聆听相关医疗知识的讲解，患儿父母能提高新生儿疾病的认知水平，了解新生儿疾病常见原因、常见并发症、治疗方案等，会大大减少因缺乏相关医疗知识的焦虑和恐慌。

2. 建立微信交流平台

邀请患儿父母进群交流，微信群定期发布患儿病情观察方法、喂养和护理知识、预防接种等相关知识。设置患儿父母的交流板块，父母有任何关于新生儿疾病问题都可以在此板块进行提问，由专业医师对病情进行解答，其他患儿父母可根据自己实际情况分享照料经验。运用现代化沟通方式，不仅可以拉近医患的距离，而且可以帮助医护人员为患儿父母提供社会支持，创造更加快捷便利的渠道。

（二）情感支持

1. 医护人员应根据评估出来的情绪，给予患儿父母正确的引导

交代客观事实，帮助父母正确面对患儿出生的事实，

并积极应对随之而来的压力困境。医护人员要为患儿父母提供全方位的支持,满足父母的各项需求,协助患儿家庭成功渡过急性应激期。待患儿病情稳定后,适当增加探视机会,拉近亲子距离。

2. 运用同理心沟通使患儿父母获得精神、心理和情感方面的支持

在非正式支持系统中,家庭成员对患儿父母的支持力度十分有限。以早产为例,虽然造成早产儿早产的原因有多种,但是家庭成员首先会把孩子的早产问题归因到妈妈身体状况和孕期习惯差的方面,造成家庭关系紧张。一些长辈依旧存在重男轻女的思想,家庭成员有时不仅没有为早产儿父母提供一定的情绪疏导和经济支持,还有可能对其带来一定的精神压力。同时受中国传统观念的影响,同辈群体的支持显得比较微乎其微。早产儿父母不愿同身边亲朋好友诉说自己的苦闷,担心后期外界会以异样眼光看待自己的孩子。医护人员通过倾听的方式,应用同理心沟通表示理解,能缓解父母因孩子早产而产生的自责、焦虑等不良情绪,减轻父母对早产后遗症给孩子带来后期生长发育问题的担忧。

(三) 经济支持

帮助经济困难的患儿家庭向慈善基金会等社会团体申请资金救助,帮助患儿家庭链接和整合各种社会资源,提供必要的物质和资金支持。

三、环境和人员的熟悉

（一）良好的环境有利于护患合作关系的建立

有研究表示医院内各种各样的医疗设备让父母们感到害怕，觉得自己像个"外来者"。主动向患儿父母介绍NICU环境、设备的重要性和报警意义，能消除他们的恐惧心理。在病房里应该尽量减少外在刺激，降级报警音量，医护人员尽量小声说话。

（二）医护人员主动自我介绍

当患儿父母进入病房后，面对的都是穿着同样工作服的医护人员，容易造成混乱。因此病房采用责任制护理，由责任护士主动向患儿父母介绍自己的姓名和职位，佩戴写有名字的胸牌，让父母意识到自己的孩子在住院期间有专门的护士照顾，减少焦虑情绪。

（三）舒适的语言为主，促进护患合作关系的建立

护理人员应该学会使用一些话语，如"我是这样想的，你是怎么想的呢？""我们医院是这样处理这件事情的，这种方法你觉得可以吗？""这件事听起来很重要，请你帮助我了解你的需要。""你对你孩子的护理有什么好的建议吗？"等。患儿的责任护士应该是早产儿家庭和医疗团队之间的联络员，早产儿当前的情况、病情的变化、预后等信息都应该及时提供给父母。

（四）在护患合作关系的建立过程中应遵循的原则

（1）促进医护人员和患儿家庭之间关系的建立，为

患儿及其家庭提供最好的服务。

（2）认识并且尊重医护人员和患儿家庭双方的知识、技能和经验。

（3）信任是合作关系建立的基础，协商是合作关系建立的根本。

（4）考虑各个家庭文化背景、价值观的不同，营造宽松的环境。

（5）促进开放的交流方式，医护人员和患儿家庭都能够自由的表达自己的观点和感受。

四、提供适当的家庭参与式护理房间

如果一开始不具备条件让所有患儿家长都进行无障碍的FIC，可以先从部分患儿的FIC开始。具体做法是设立家庭参与式护理房间并对患儿病情进行评估，病情稳定者且无特殊检查和治疗的患儿父母可以进行床边护理。

（一）患儿纳入标准

（1）各项生命体征均平稳，无严重并发症，且平稳时间＞24小时。

（2）可自主呼吸。

（二）患儿排除标准

（1）有先天性遗传代谢性疾病、消化道发育畸形或其他严重先天性生长发育异常。

（2）接受高水平的呼吸支持，如高频振荡呼吸、ECMO。最新理念有创呼吸机治疗的父母也可参与护理

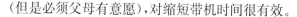

（但是必须父母有意愿），对缩短带机时间很有效。

（3）接受外科手术治疗。

（4）镇静治疗。

（三）父母纳入标准

（1）年龄≥18岁，身心健康，既往无精神病史，无传染性疾病，有基本的阅读和理解能力。

（2）父母自愿参与FIC，并签署知情同意书。

（3）家庭系统完整、稳定。

（四）父母排除标准

近期患上呼吸道感染者、皮肤传染病等传染性疾病者；有发热者，肠胃不适者等。

（五）提供适当的FIC房间

（1）以早产儿床单位为主，床边预留提供袋鼠式护理时需要的躺椅和相应宽敞的场地，两个暖箱之间需要用屏风进行遮挡，以保护隐私。

（2）由FIC管理小组成员全程陪同，指导父母洗手、穿鞋套、更换隔离衣后入FIC房间，并在他的指导下学习早产儿的基础护理和亲子交流。

五、护士指导学习新生儿基础护理内容

（一）手卫生

1. 什么情况下需要洗手

在接触早产儿之前要洗手，特别是喂奶前，换尿布后，必须要流动水洗手。

2.如何洗手

使用流动水＋皂液洗手,认真揉搓涂抹皂液的双手至少15秒以上,再用流动水冲洗干净,清洁毛巾擦干。洗手前最好能取下首饰及手表等,因这些物品是藏污纳垢的好地方。

(二) 日常基础护理

1. 眼部护理

每日需要做眼部清洁,要点:① 操作前用流动水洗手;② 消毒棉球在温开水或生理盐水中浸湿,并将多余的水分挤掉(以不往下滴水为宜);③ 用湿棉球从眼内侧向眼外侧轻轻擦拭。注意事项:① 清洁工具应选用消毒过的纱布或棉棒,且使用次数以一次为限;② 应避免在眼睛四周重复擦拭,以免造成患儿眼睛细菌感染的机会大增;③ 清理眼屎时,力气不宜过大,只要轻轻擦拭就可以,以免伤害眼睛肌肤。

2. 口腔护理

良好的口腔护理能预防口炎的发生,每日至少1次口腔护理,要点:① 建议口腔护理在喂奶后1小时;② 消毒纱布或棉棒,蘸点生理盐水或温开水,轻轻擦拭口腔黏膜及舌苔;③ 注意观察口腔内是否有鹅口疮,如颊黏膜有不易擦去的白色团块膜状的东西,需要就医涂用制霉菌素。

3. 脐部护理

脐带残端是新生儿身体上的一个创面,也可以说是一个伤口,很容易受到感染。抵抗力低的新生儿,更容易受病菌侵袭。脐部护理是防止脐部感染的重要工作,如果脐部干燥可不用消毒,如果脐部有渗血渗液等需要用消毒棉签蘸安尔碘或 75% 乙醇每日消毒至少 3 次。要点:① 消毒时脐带根部露出来,或者用一只手轻轻拽着脐带残端,另一只手用 75% 乙醇浸湿的棉棒或者碘棉签,依脐带根部、脐带、周围皮肤的顺序擦拭;② 与脐带残端接触的衣物、尿布等都必须保持洁净、干燥,发现潮湿要及时更换;③ 要特别注意避免大小便污染;④ 如果发现脐部周围皮肤发红,脐窝部有脓性分泌物或分泌有异味时,都应及时送医院诊治。

4. 臀部护理

新生儿皮肤比较嫩,母乳喂养者大便次数较多,更容易刺激臀部皮肤,易发生红臀和破损。特别是适用于早产儿的一次性纸尿裤较少,日常纸尿裤容易出现侧漏,也会让局部皮肤处于封闭状态,时间长了容易导致尿布疹的发生。

如何避免尿布皮炎? 宣教主要掌握 3 要点:

(1)至少每隔 2~3 小时或者新生儿大小便后要及时给新生儿更换一次纸尿裤,在较热的环境中应尽量少用一次性尿裤。尿裤选用无菌、柔软、透气性强的,以减少尿布对皮肤的损伤,如擦破、过敏、感染等。

(2)每次更换尿布时,可用温开水或湿巾清洗臀部,最好涂上薄薄一层护臀霜,起到保护皮肤的作用,防止尿布皮炎的发生。

(3)一旦出现尿布皮炎,照顾者也需要镇静应对。

尿布皮炎是接触性皮炎的一种,是新生儿常见的皮肤疾病,表现为皮肤上有红色的斑点状皮疹,严重者会溃烂。患儿会因为疼痛而爱哭闹、烦躁、睡不踏实。如果尿布疹较为严重,建议照顾者暴露患儿的臀部,并应用鞣酸软膏、护臀霜,有溃烂时及时到医院治疗。

5.更换尿布

准备物品:湿纸巾、合适的尿布、护臀膏、必要时使用温水和毛巾。手把手指导父母进行尿布的更换,示范性的操作(图3-1),慢慢移动患儿身体,轻轻抬起双脚,注意动作轻柔,擦拭时从前向后,尿布松紧适宜。

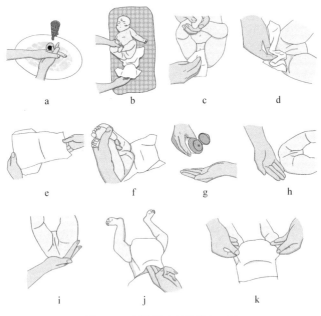

图3-1　更换尿布的步骤(a~k)

6. 测量体温

患儿需要每日每 4 小时监测 1 次体温,保持新生儿的体温是基本的护理目标。

(1)备好电子体温计,不建议使用水银体温计,因水银体温计容易摔碎,发生意外。

(2)可测量腋窝或颈窝温度,正常体温值范围 36.5～37.5℃。禁止测量肛温,容易损伤直肠黏膜。不建议测量耳温或额部温度,因为此处的温度易受环境温度的影响,造成不准确。

(3)特别注意,早产儿的体温调节中枢发育不完善,汗腺功能不足,体温受周围环境温度的影响很大,容易出现体温不升(体温低于 35℃)。早产儿热量损失的主要原因是蒸发和辐射。环境温度低时需要戴顶帽子,防止大部分热量从头部散发。早产儿沐浴时要调节好环境温度,快速用热毛巾擦干皮肤和头发,然后把早产儿放在温暖环境中或与母亲皮肤接触。辐射指早产儿和热量损失环境中不直接接触的较冷的固体物体在一起。随着这些固体的扩散,辐射造成的热量损失会增加。但是,暖箱的环境或周围空气基本上没有通过辐射损失热量,这是一个需要记住的关键点。热损失也可以通过传导和对流发生,可以将早产儿放在有衬垫的覆盖物表面上,通过衣服和毯子提供绝缘,而不是将早产儿直接放在隔板上或体重秤上。将早产儿趴在母亲胸部或腹部,对保存热量和培养母性依恋都有好处。

（4）发热处理　体温＞37.5℃考虑发热。

1）物理降温：松衣被、降低室温（22～25℃）、温水浴（水温33～35℃）。

2）忌用酒精擦浴：防止体温急剧下降＜35℃，造成不良影响。

3）慎用退热药：易对患儿产生毒性作用。

4）＞38℃：或有异常表现（哭闹、吐奶、精神萎靡等）及时寻求医生的帮助。

（三）喂养指导

喂养方式的选择是患儿父母面临的主要决策之一。一般来说，主要有两种选择：母乳和配方奶粉。这两种方法具有显著的营养、经济和心理上的优势和差异。护士应站在为父母提供服务的最前线提供准确无偏见的信息，以便对喂养方法作出明智的决定。

1. 母乳是新生儿营养的最佳选择

母乳中含有许多被称为生物活性物质的营养素，易于被新生儿肠道消化的特性所吸收。母乳已被证明能有效地保护新生儿对抗呼吸道感染、胃肠道感染、中耳炎、2型糖尿病和过敏疾病。

（1）母乳中的脂肪成分包括脂类、甘油三酯，胆固醇是大脑生长所必需的元素。虽然母乳中整体脂肪的含量比牛奶中的含量高，但是必需脂肪酸和多不饱和脂肪酸这些脂类能有效帮助建立最佳的肠道吸收。

（2）母乳中碳水化合物的主要来源是乳糖，具有保

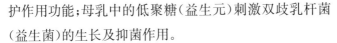

护作用功能;母乳中的低聚糖(益生元)刺激双歧乳杆菌(益生菌)的生长及抑菌作用。

(3) 母乳还含有两种蛋白质:乳清蛋白和酪蛋白,比例约为 60:40(配方奶大多数情况下为 80:20)。母乳中的这个比例使它更容易被吸收被消化,软化早产儿的大便,所以母乳喂养的早产儿便秘不常见。母乳中的乳清蛋白、乳铁蛋白具有和铁结合特性和抑菌能力,特别是对革兰阳性菌、革兰阴性需氧菌、厌氧菌和酵母菌。

(4) 溶菌酶在母乳中大量存在,对革兰阳性菌和肠道细菌具有抗菌作用。

(5) 母乳中还含有许多其他宿主防御因子,如巨噬细胞、粒细胞、T 淋巴细胞和 B 淋巴细胞。

(6) 母乳中的乳铁蛋白大大提高了铁的吸收,从而阻止铁依赖性细菌在体内胃肠道增殖。分泌型免疫球蛋白 A(IgA)在初乳中含量较高,但在生命的头 14 天含量会逐渐下降。分泌型 IgA 可预防细菌和病毒侵入早产儿肠黏膜,从而防止感染。乳清蛋白也被认为在预防某些过敏症的发展中起着重要作用。

(7) 母乳中也存在几种消化酶,包括淀粉酶、脂肪酶、蛋白酶和核糖核酸酶,它们能促进消化以及各种营养素的吸收。

(8) 人体内脂溶性和水溶性维生素、电解质、矿物质和微量元素的含量牛奶足以满足生长、发育和生长期间的能量需求生命的前 6 个月。维生素 D 可能是一个例外,根据母亲的不同,发现的量也不同。因此,为了预防维生素 D 缺乏性佝偻病,需每日添加 400 IU 维生素 D。

(9)母乳中的其他有益成分包括前列腺素、表皮生长因子、去氧己酸(DHA)、花生四烯酸(AA)、牛磺酸、胱氨酸、肉碱、细胞因子、白细胞介素、天然激素,如甲状腺释放激素、促性腺激素释放激素和催乳素。

2. 提倡母乳喂养

一份书面的母乳喂养政策,医护人员要定期传达给所有新生儿患儿父母,让所有产妇了解母乳喂养。

(1)患儿出生后应尽早吸吮母亲乳房。频繁地吸吮可以促进母亲乳汁早分泌,使新生儿尽早吃到初乳。

(2)向母亲展示如何母乳喂养和如何保持泌乳,即使母婴分离。

(3)除母乳外,不得给新生儿任何食物或饮料,除非医学指征。

(4)练习让母亲和新生儿 24 小时在一起。

(5)鼓励按需哺乳。

(6)不要给新生儿人工奶嘴。

(7)建立母乳喂养支持小组,和母亲保持联系,可打电话。

3. 母乳喂养姿势的四个要点

(1)新生儿的头与身体呈一条直线。

(2)新生儿的身体贴近母亲。

（3）新生儿的脸贴近乳房，鼻尖对着乳头。

（4）母亲不仅要托住新生儿头部、肩部，还要托住其臀部。

4. 错误的喂养姿势

若母亲抱新生儿的姿势不正确，使新生儿含接困难，不能做到有效吮吸。

（1）座位太低，使母亲膝部抬得过高，应选择合适高度的座位。

（2）座位太高，母亲不容易将新生儿抱在平行于乳房的位置，身体容易前倾。可在母亲腿上放枕头，托住新生儿。

（3）坐姿前倾，没有物品支撑母亲后背，她的身体前倾，既紧张又不舒服。

（4）对很小的早产儿，母亲用手臂的弯曲部，而不是用她的前臂托住早产儿。应采用交叉式哺乳体位，用乳房对侧的胳膊抱早产儿。

（5）新生儿的颈部歪着，身体扭曲且没有贴近母亲；母亲只撑着新生儿的头而未托着其臀部，应将其抱紧，使其整个身体几乎都面对着母亲的身体。

5. 正确的含接姿势

（1）摆好姿势，母亲用 C 字形的方法托起乳房（图 3 - 2e）。

（2）用乳头刺激新生儿的口周围，使新生儿建立觅食反射（图 3 - 2f）。

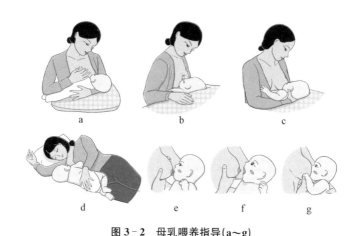

图 3 - 2　母乳喂养指导(a～g)

（3）当新生儿的口张到足够大时,将乳头及大部分乳晕含在新生儿嘴中(图 3 - 2g)。

6. 奶瓶喂养

通常是指使用奶瓶喂养配方奶粉,而不是使用母乳。奶瓶喂养是一种无法母乳喂养时选择的喂养方法,护士不应该假设新父母自动知道如何奶瓶喂养。一项研究指出,77%的配方奶粉喂养的母亲未接受健康专业人士关于配方奶粉配制的指导。还有在许多国家,手、奶瓶和奶嘴未清洗,储存和加热的做法不安全的实例仍有发生,即使父母选择了奶瓶喂养,也需要支持和帮助来满足婴儿的需求。

7. 确保喂养的情感成分

提供营养只是喂养的一个方面,类似母乳喂养,奶瓶喂养的新生儿也需要把他们抱在身体附近,同时拥抱他们,确保喂养的情感成分。喂食不要匆忙,新生儿每日至少需要吮吸 2 小时。如果每日有 8 次喂食,然后在每次喂食时吸吮大约 15 分钟,就可以进行口欲的满足感。喂养期间不鼓励奶瓶喂养原因如下。

(1)否认婴儿是人类亲密关系的重要组成部分。

(2)婴儿可能会将配方奶粉吸入气管和肺部。

(3)可能促进中耳炎的发展。如果婴儿平躺着吮吸,咽部的奶粉会成为细菌生长的合适培养基。细菌进入咽鼓管,易导致急性中耳炎。

(4)这可能导致乳牙龋齿。

8.奶瓶喂养注意事项

(1)准备配方奶粉的人必须洗手,然后清洗用于配制的所有设备。

(2)一般建议自来水煮沸烧开,使用前冷却用于调制配方奶粉。瓶装水除非另有说明,否则不应视为无菌的;避免使用不含氟化物的水。

(3)按照配方奶粉制造商的说明调配,确保患儿获得足够的钙和液体以获得足够的生长发育。护士要警告父母不得对配方奶粉进行重新配制或稀释,除非在主治医生的特殊指示下。

(4)每次喂奶前试奶温,可将乳汁滴几滴于手腕内侧处,试奶温,以不烫手为宜。

(5)喂奶时,奶瓶斜度应使乳汁始终充满奶头,以免患儿将空气吸入。

（6）喂奶后应将患儿竖抱拍嗝。拍背技巧：指导父母拢起拳头，空心掌式由下至上，利用腕力有节律地叩击患儿背部持续 5～10 分钟，拍出嗝为止。

（7）为了清洁口腔，喂奶后可用消毒的纱布蘸清水，擦洗口腔黏膜及舌苔。

（8）每次吃剩下的奶一定要倒掉，不能留到下一餐再吃。因为牛奶很容易成为细菌培养基，可导致患儿腹泻或食物中毒。

9. 在护士指导下掌握鼻饲护理

（1）鼻饲护理主要针对吸吮、吞咽能力低下的早产儿，及因各种疾病不能进食的新生儿，为保证供给足够的能量，增强抗病能力，常需留置胃管，采取鼻饲喂养。

（2）奶液于喂养前 15 分钟加热后使用，奶及水的温度要适宜，38～40℃为宜。

（3）每次鼻饲前都应检查胃管是否在胃内，以防将奶液注入气道发生意外。

（4）每次鼻饲前抽潴留，观察色、质、量。评估潴留量：潴留 1/4 以下半消化奶汁，将奶汁输回，用足一顿奶量；潴留 1/4～1/2 半消化奶汁，将奶汁输回并补足至一顿奶量；潴留超过 1/2，弃去奶汁并停奶一顿；合并腹胀明显，潴留物呈绿色或咖啡色时则需暂停鼻饲。

（5）患儿取半卧位，或将头抬起 30°，鼻饲时将空针悬于患儿头上方 15～20 cm 高处，拔去针芯后利用重力原理使奶液自然缓慢流进胃内，而非加压流入，最后用少

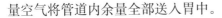

量空气将管道内余量全部送入胃中。

（6）奶后拍背排气，密切观察患儿无异常后采用头高右侧卧位（摇高暖箱床头 30°，患儿取右侧卧位，背部用小枕支撑，颈下垫小毛巾打开气道，头偏向右侧），1 小时后改斜坡卧位。

（7）鼻饲的患儿应加强口腔护理，预防口腔感染。

（8）关键注意点：每次鼻饲前均需证实胃管在胃内，方可注入，可用下列方法之一证实。① 接注射器抽吸，有胃液被抽出。② 将胃管末端放入盛水的碗内，无气体逸出。

(四) 症状体征的观察

1. 面色

指导父母学会观察新生儿的面色，识别苍白、发绀、发青的异常面色，尤其口周发绀现象往往出现在喂奶过程中，父母要掌握识别和处理方法。新生儿神经系统发育不完善，吃奶时不会换气，睡觉时忘记呼吸，缺氧症状首先反应在面色，表现为发绀、发青。指导父母学会拍背刺激，弹足底刺激等简单且实用的应急处理能力，第一时间缓解新生儿缺氧症状。

2. 经皮氧饱和度

新生儿 24 小时心电监护中，经皮氧饱和度能反映新生儿缺氧表现。FIC 护理中，要教会父母懂得这个数值的意思，波动的处理，尤其观察到数值小于 85％ 的时候意味着新生儿缺氧，需要紧急刺激处理。

3. 呼吸

早产儿呼吸频率较足月儿快,安静时 40～60 次/min,腹部有节奏地上下起伏。指导父母学会观察呼吸,一旦早产儿呼吸浅快,超过 60 次/min,意味着早产儿气促表现,早期缺氧的反映;腹部一动不动表示异常,有呼吸暂停的可能。

4. 腹部情况的观察

腹胀是新生儿时期常见症状,指导父母学会辨别生理性腹胀和病理性腹胀。

(1) 生理性腹胀:新生儿喂奶后往往有轻度的腹胀,无其他不适,不影响生长发育。

(2) 病理性腹胀:腹部弥漫性膨隆,腹部张力高,腹部呈紫蓝色,触诊有痛苦表情,并常伴有呕吐,应及时就诊。

5. 大便的观察

大便性状以偏黄色、糊状为好,如果水分多要怀疑腹泻。服用补铁药物时,大便会变黑,但一般为灰黑色无光泽。

(五) 鼓励患儿父母做医疗笔记

记录患儿住院期间的一般情况,开始确认自家孩子独特的行为,开始记录孩子生长过程中的一些重要时刻。日记需要患儿父母采用第一人称的叙述方式,从患儿的口吻告知其父母在 NICU 接受治疗和护理的情况。"第一人称"是一种直接表达的方式,这种叙述方式常能给人以亲切之感,便于直接表达思想情感,使文字更具有真实性,并且更加生动形象,使父母感受到患儿的健康状况。

六、护士指导父母进行发育支持护理

(一) 早期干预

以早产儿为例,通过对早产儿进行各种感官刺激和提供丰富的环境教育以提高早产儿的智力能力的各类训练。患儿父母可以呼唤、抚摸、怀抱孩子,通过抚触、袋鼠式护理等措施,可促使其认知能力、智力、反应能力的提高,有助于扭转早产儿偏离的正常神经、精神发育的发展,充分发挥早产儿的潜能,赶上正常新生儿。

1. 环境

避光避声,为早产儿提供一个相对安静的环境,减少噪声对早产儿的影响,说话、走路、操作均应轻轻地进行。早产儿的体温调节中枢发育不完全,体温易随环境的变化而变化,故保暖非常重要。各项护理操作集中,尽量不打扰睡眠时段的早产儿,操作前用轻柔的声音唤醒或触摸早产儿,使其有所准备。建立 24 小时的照顾计划,根据早产儿的活动规律、睡眠周期、医疗需要和喂养需要制订一天的照顾计划,使照顾有时间规律;尽量提供完整的睡眠时间,不突然惊醒早产儿;发现早产儿疲惫时,给予休息时间;经常观察早产儿是否有异常行为,及时抚慰。

2. 体位

提倡多种睡眠姿势(包括仰卧、俯卧、侧卧),更利于早产儿的生长发育。鼓励早产儿父母进病房在护士的指导下给早产儿摆"鸟巢"式体位,四肢靠近躯干呈蜷曲体位,告诉早产儿体位支持的重要性与意义,指导维持早产儿舒适的体位。被鸟巢包围的早产儿有足够的安全感,稳定了情绪,减少了哭闹,能明显减少机体消耗量,促进早产儿生长发育。

3. 抚触

新生儿对抚触敏感性高,通过照顾者的双手对新生儿的皮肤进行有次序的、有手法技巧的科学抚摸,可让大量温和、良好的刺激通过皮肤传到中枢神经系统,给新生儿触觉上一定的刺激。这种刺激会在新生儿大脑形成一种良性反射,促使脑细胞活动增加,从而促进新生儿的智能和心理活动发育。有研究报道:肢体的抚触,可增加新生儿的四肢活动,增高头围、身长、体重,促进其生长发育;而腹部的按摩,可以使新生儿的消化吸收功能增强,摄入的奶量增加。每日给新生儿进行系统的抚触,不仅有利于早产儿的生长发育、增强免疫力、促进食物消化与吸收、减少早产儿哭闹、增加睡眠,还能增进父母与新生儿的亲情交流,有助于新生儿的智力提高。

FIC中强调要对新生儿进行抚触,可教会新生儿父母抚触的手法与注意事项,以便在家中也可进行抚触。父母在医护人员指导下进行抚触有利于新生儿健康:通过抚触,可减少新生儿呼吸暂停次数;促进睡眠,有助于形成昼夜规律,促进大脑发育;降低感染率。抚触能够增

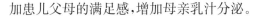

加患儿父母的满足感,增加母亲乳汁分泌。

（1）抚触的注意事项有以下几点。

1）抚触应在新生儿身体状况良好,吃奶后 1～2 小时清醒时进行,每日 1～3 次,每次 10～15 分钟。不要选在吃奶前后或睡眠前,因为吃奶后抚触,容易引起呕吐。饥饿和想睡觉时进行,容易引起新生儿的烦躁,使注意力无法集中,效果也不会好。抚触的时间可以不固定,也可以针对身体各部分分解来做。

2）抚触环境应温暖（24～30℃）,可以播放一些柔和的音乐,也可以和新生儿说话、唱歌,注意眼神的交流,这有助于母子彼此放松。

3）抚触手法应轻重适宜,轻轻地抚摸,以新生儿不疼不痒为准。较小的部位用指尖,大点的部位用手指、掌心或手掌,抚摸应均匀进行。开始时动作要轻柔,然后适当增加压力,这不但可刺激皮肤感觉神经末梢,压觉还可刺激深部感受器。

4）抚触者的双手要温暖、光滑,指甲要短、无倒刺,不戴戒指,以免划伤新生儿的皮肤,抚触前使用新生儿润肤液润滑手掌。

5）抚触的面积越大,对新生儿的良性刺激越多、越好。

6）抚触体位一般采用仰卧位。

7）抚触中要仔细观察新生儿的表情,根据新生儿的反应及时调整抚触的方式和力度,新生儿如有哭闹烦躁、肤色变化或呕吐等反应都要停止抚触。新生儿患病或有皮肤感染时应暂停抚触。

（2）抚触顺序：将新生儿在全裸状态下置于仰卧位，用润肤油润滑双手，按照头部、面部、胸部、腹部、四肢、背部的顺序进行按摩，头部及背部用指揉法，四肢用挤捏法，每个部位需按摩 2～3 遍，动作轻柔，力度适宜。也有主张从下肢抚触开始，这样不容易引起新生儿的反感。

1）头部。两手拇指从前额眉间中央向两侧滑动，两手拇指从下额中央向外侧、向上滑动，让上下唇形成微笑状；用两手掌面从前额发际向上、后滑动，至后下发际，并停止于两耳后乳突处，轻轻按压。

2）胸部。两手分别从前胸部的外下侧向对侧肩部轻轻按摩，避开乳头。

3）腹部。食指、中指依次从新生儿的右下腹部至上腹部再向左下腹部移动，呈顺时针方向画半圆，避开脐部。这种方法在早期即可开始按摩，但在脐带未脱落前，不要按摩。

4）四肢。双手抓住新生儿的两手臂，从肩部到手腕，自上而下轻轻挤压，边挤边捏，同时轻轻揉捏大肌肉群及关节。下肢与上肢相同。

5）手足。两手拇指从手掌面根侧依次推向指侧，并提捏各手指关节。足与手相同。

6）背部。新生儿呈俯卧位，两手掌分别于脊柱两侧由中央向两侧滑动，然后四指分开，沿脊柱方向从肩部到臀部进行按摩。

（二）袋鼠式护理

袋鼠式护理（kangaroo care，KC）是针对早产儿所研发出来的照护模式，让母亲将早产儿拥抱在胸前，由皮肤与皮肤的接触，让早产儿感受到母亲的心跳以及呼吸声，仿照类似子宫内的环境，让早产儿可以在照顾者的拥抱与关爱中成长。袋鼠式护理也可出院后在家庭中实施，这意味着照顾者要掌握护理手法和要点，能坚持每日袋鼠式护理，同时医务人员要密切随访，做到对早产儿和照顾者足够的家庭支持和心理支持。

1. 在袋鼠式护理对早产儿的好处

（1）体温：早产儿因体温中枢发育不成熟，皮肤散热迅速，产热能力差（肌肉活动少，棕色脂肪少），故常可呈低体温（<35℃），常因寒冷而导致硬肿症的发生。KC可以维持早产儿的体温，体温可以很快复温。

（2）体重：KC能降低神经紧张度，促进胃肠蠕动及生长激素分泌，并能通过早产儿的鼻推压或舔乳头，促进乳汁分泌，母亲可以随时喂养早产儿，使其体重得到增长。

（3）疼痛：早产儿在住院期间因治疗的需要会接受一些有创的医疗操作，会感知并记忆疼痛，甚至会较足月儿对疼痛的感知更加敏感。KC使早产儿一直处于母亲的怀抱当中，可以听到母亲的心跳，并且会随着母亲的呼吸频率进行有节律的呼吸运动，这对早产儿的本体感受器，前庭、听觉、触觉感受器等均会产生一定程度的刺激，从而使痛觉传导得以改变。

（4）神经行为：KC 让早产儿与照顾者充分的皮肤接触，皮肤的感受会直接传送入大脑皮层，能够缓解早产儿的神经紧张，同时还能使早产儿对外界的感知更加灵敏，可改善其神经行为，促进体格发育。

（5）生命体征：KC 会对早产儿的前庭、触觉、听觉产生良性的刺激，所有这些刺激对稳定早产儿的生命体征有着积极的作用，可减少早产儿病理、生理性呼吸暂停的发生，同时可改进氧合。

（6）对早产儿母亲的影响：KC 有助于减轻早产儿母亲焦虑的情绪，减少产后抑郁症的发生，KC 可以使催产素阻断应激反应并减少儿茶酚胺的循环，产生积极的结果。还能刺激早产儿母亲脑垂体分泌缩宫素，促进子宫收缩。

2. FIC 中，袋鼠式护理的实施方法

（1）实施时间：首次可先每日进行 30～60 分钟，让早产儿和母亲彼此有一个适应的过程，循序渐进，若实施过程中早产儿病情无变化及其他不适情况，可将实施时间延长至每日 1 小时到每日 2 小时，再到每日 2 次，每次 2 小时，实施的时间段宜上午选在 10:00～12:00，下午选在 14:00～16:00，甚至可以对早产儿开展每周 7 天，每天 24 小时的袋鼠式护理。

（2）房间的准备：FIC 专用护理间进行，尽可能减少过分的声音，保持室内的光线较暗，过亮的光线会对早产儿造成刺激，不利于早产儿休息，并配有心电监护设备及抢救设备。病室的相对湿度保持在 55％～65％,环境温度通常设置 24～26℃,避免有通风口的地方。实施 KC 过程中可播放轻音乐,有研究表明,轻音乐可使早产儿安静睡眠时间增多,哭闹的时间减少,减轻早产儿照顾者的焦虑情绪。

（3）早产儿母亲的准备:实施 KC 的母亲身体应健康,没有呼吸道方面的疾病及传染性疾病,以免传染给早产儿,同时早产儿母亲要随时都可以提供 KC。实施操作前按照七步洗手法认真洗手,母亲提前如厕,饮足水,泵好奶,避免实施过程中被打断,沐浴后穿着棉质吸汗的开衫或是专门的袋鼠式护理服,母亲坐在有靠背的沙发上,身体保持 60°的角度,减轻疲劳感,保持最佳状态迎接早产儿。

（4）早产儿的准备:给早产儿测量生命体征并做好记录,彻底清除早产儿呼吸道的分泌物,并给早产儿更换纸尿裤,保持呼吸道的通畅,脸偏向母亲一侧,便于观察早产儿的面色和病情变化。早产儿直立或俯卧位趴在母亲裸露的胸前,二者肌肤最大面积的直接接触。

（5）指导手法:母亲可一手托住早产儿的臀部给予稳定性支持,一手放在早产儿肩背部安全性保护。也可用袋鼠式护理长背带将早产儿和母亲裸露的躯体包裹起来,为保持早产儿舒适体位提供适当的支持,避免着凉。

（6）实施 KC 过程中,护理人员应定时巡视早产儿的生命体征及病情情况,并指导母亲学会观察早产儿的面色,若是早产儿出现面色发绀、呼吸急促、监护仪 SpO_2 波动<85％时立即呼叫医生,应马上停止袋鼠式护理操作,保证早产儿生命安全。

(7)KC 护理除了早产儿母亲可以实施外,其他父母(例如新生儿父亲、爷爷、奶奶等)也可以参加,便于产后母亲的休息,避免过度劳累。

七、亲子关系:观察和理解新生儿的行为

指导父母认识新生儿的六种行为状态:安静睡眠(深睡)、活动睡眠(浅睡)、瞌睡状态、安静觉醒、活动觉醒、哭。

(一)安静睡眠状态

新生儿的脸部放松,眼闭合着。全身除偶然的惊跳和极轻微的嘴动外没有自然的活动。呼吸是均匀的,新生儿处在完全休息状态。年龄越小,睡眠时间越长,平均 $20\sim22$ h/d;新生儿期没有昼夜节律,3~4 个月时才能很好建立。

(二)活动睡眠状态

新生儿在活动睡眠时,眼通常是闭合的,但偶然会短暂地睁一下,眼睑有时颤动。经常可见到眼球在眼睑下快速运动。新生儿呼吸不规则,比安静睡眠时稍快。手臂、腿和整个身体偶然有些活动。脸上常显出可笑的表情,如做出怪相、微笑和皱眉,有时出现吸吮动作或咀嚼运动。在新生儿觉醒前通常是处于活动睡眠状态。

（三）瞌睡状态

这是觉醒和睡眠之间的过渡阶段，持续时间较短。瞌睡通常发生于刚醒后或入睡前。眼半睁半闭，眼睑出现闪动，眼闭上前眼球可能向上滚动；有时微笑、皱眉或噘嘴唇；目光变得呆滞，反应迟钝；对声音或图像表现茫然；常伴有轻度惊跳。

（四）安静觉醒状态

眼睛睁开，不哭不闹，很少活动，很安静。新生儿在这种状态时，他们是很机敏的，喜欢看东西，特别是圆形、有鲜艳颜色的东西，如红球，或有鲜明对比的条纹图片，还喜欢看人脸，如果你带上眼镜就更能吸引他们了。当人脸或红球移动时，他们的目光甚至头部会追随。他们还会听声音，如果你在他耳边轻轻地呼叫，他会转过脸来看你。更有趣的是他还会模仿人的表情。

（五）活动觉醒状态

新生儿的活动可能有一定目的性，是在向他们的照顾者传递信息，说明他们需要什么。在这种状态时，如果给予不合新生儿意愿的刺激，就可以使他们的活动增强或惊跳。因此，有些人相信，这些活动可以促进新生儿和照顾者之间的交流和联系。

（六）哭的状态

新生儿用哭来表示意愿，希望照顾者能满足他们的要求，如饿了、尿布湿了或身体不适时哭。还有一种没有什么原因的哭闹，一般在睡前，哭一阵就睡着了。也可在刚醒时,哭一会儿后进入安静觉醒状态,这时新生儿显得特别机敏。细心的父母要学会理解新生儿哭的原因,并给予恰当的处理。如果每日啼哭大于 3 小时,每周发作 3 天以上,持续 3 周以上,说明可能有腹绞痛,请及时就医。

（七）安抚哭吵

当新生儿在安静状态下发生哭吵时,应该先找出引起新生儿哭吵的原因,针对不同的原因,给予对症处理（图 3-3）。

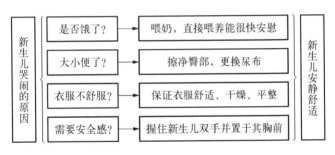

图 3-3　早产儿哭闹的原因

（1）若经过上述方法之后,新生儿仍哭吵,应考虑是否到了排便时间,因为有时新生儿在排便之前也会哭吵。

（2）若哭吵超过 3 小时,同时伴有呕吐、体温升高、腹胀等情况,可能有疾病存在,需立即就医。

（3）指导照顾者学会 5S 安抚法：包裹（swaddling）、侧躺（side）、嘘声（shushing）、摇摆（swing）、吮吸（sucking）。

1）包裹（swaddling），包裹的真实感受。用襁褓将新生儿包裹起来，在包裹的时候，注意把新生儿的胳膊裹紧，但不要用力拉直新生儿的腿。这种方法给新生儿带来一种仿佛重新被紧紧地裹在子宫内壁的感觉，尤其是在晚上睡觉时，这会给他一种安全感。但也不需要整天都将新生儿四肢包裹着，使其处于被动体位，这会限制新生儿的活动，影响他的生长发育。照顾者在换尿布、洗澡或喂奶时，都可以用手或布包裹新生儿，让他的四肢维持在放松而弯曲靠近身体的姿势。

2）侧躺（side or stomach），新生儿也爱侧卧。多数新生儿在安静的时候，喜欢平躺的姿势，但哭闹的时候，如果还是保持平躺的姿势，就会刺激新生儿的一种生理反射，让他感觉仿佛马上就要摔下来了，却没人理睬。侧卧的姿势，能帮助新生儿迅速关闭这种可怕的生理反射，消除恐慌感。

3）嘘声（shushing），嘘嘘声，新生儿最爱的音响效果。

4）摇摆（swing），轻轻摇晃。保持新生儿的头不受束缚的小幅度轻微摇晃，这与新生儿在子宫内的感觉非常相似，可以帮助新生儿启动耳中的"运动感官"，从而激活安抚反射。

5）吸吮（sucking），非营养性吸吮。试着给新生儿一个安抚奶嘴，他会慢慢安静下来。吸吮不仅能缓解饥饿感，更会激活大脑深处的镇静中枢，启动安抚反射。互动中可以让新生儿抓着你的手指,让新生儿的双手可以互握,早产儿躺着时手脚都有东西可以依靠或吸吮奶嘴和自己的手指等,都可以增加他的安全感和对照顾者的信任。

八、鼓励家庭参与护理决策

家庭参与护理决策,即父母通过对患儿的护理观察及来自同伴支持、宣传资料、网络等资源信息,认识到他们自己的优势及需解决的问题,参与病情讨论,提供相关信息,提出意见和建议。医护人员为患儿父母提供疾病信息,患儿父母向医护人员表明需求及偏好,双方共同参与决策,共同关注该过程中的关键问题,评价相关选择,达成一致意见。

家庭参与护理决策过程中,医护人员比患儿父母具有更多的专业知识,能够判断各种治疗护理方案的利弊,而患儿父母有自己的经验和认知,对患儿的治疗护理有自己的理解和评价。医护人员的专业知识和患儿父母的经验信息完美结合,做出最好的决策。

1. 影响因素

(1)认知:患儿父母对疾病以及决策内容的认知状况是一个很大的影响因素。有广泛疾病信息来源或有同伴支持的患儿父母,能够获得一定的信息,对患儿疾病有着更多的了解,因而表现出更高的决策参与意愿和积极性。

（2）受教育程度：患儿父母受教育程度和参与护理决策的程度成正相关。患儿父母的受教育程度越高，参与治疗护理决策的程度和积极性也越高。较高的受教育者能更好地理解临床治疗护理方式，并能够积极地与医护人员进行沟通，表达他们的意见和建议，可以适当地弥补医患之间的信息不对等。

（3）经济收入：经济收入高的患儿父母，参与护理决策的愿望越强烈。经济收入高的患儿父母往往不计成本，对治疗护理期望值高，能够通过各种手段获得信息和帮助。

（4）医生和护士的因素：由于医疗科学的专业性，使得医护人员和患儿父母之间常常处于信息不对等的状态。复杂的医学专业名词也增加了患儿父母理解的难度。尊重并支持患儿父母的意见和建议，提高患儿父母的决策满意度。

（5）支持系统：家庭的支持鼓励能够提高患儿父母的决策参与积极性。亲戚朋友及同伴支持，使患儿父母身心得到安慰和放松，提升自我效能。社会支持通过增加健康保险，方便交通服务，提醒医疗预约等营造一种支持环境，促进患儿父母积极参与到护理决策中。

2. 具体实施

（1）专业支持团队：

1）由医生、护士、营养师、康复治疗师等组成专业支持团队，接受过课程培训，强化医护人员的相关知识和技能,对临床实践起指导作用。培训的类型常用的有案例讨论、团体教育、研讨会议、角色扮演、参与旁听与反馈等。

2)患儿父母能够接收到整个疾病治疗过程的详细信息,能够得到不同的医护人员进行治疗护理方案和预后干预情况告知,并提供心理学支持,能够很好地促进患儿父母参与决策。

(2)决策参与评估:了解患儿父母决策参与的意愿,测量其期望参与医疗护理决策的实际程度,协助患儿父母改善决策参与的能力。医护人员专业知识的积累,在与患儿父母决策参与互动中起到积极作用。

(3)鼓励决策参与:医护人员多一些解释和信心的传达,多一些方式对患儿父母进行决策参与的鼓励,让患儿家庭更加积极地参与到医疗护理决策中,有效提高决策满意度,减轻患儿父母的焦虑和抑郁,促进患儿快速康复。

1)决策辅助工具。决策辅助工具通过书面的详细信息来补充医护人员的口头解释,并且帮助患儿父母表达自己的想法和意见,如家庭参与护理观察记录,专科宣教手册,满意度调查表等。家庭参与护理观察记录能够帮助患儿父母了解患儿动态及疾病变化特征。专科宣教手册介绍患儿专科疾病特点,治疗、护理、用药等注意事项。满意度调查表了解患儿父母建议,促进治疗护理决策改善。

2)决策的参与。医护人员和患儿父母参与到决策过程的每个步骤,表述各自对治疗护理方案的看法和选择。客观评估患儿身体状况和特殊生理需求,由医护人员和患儿父母共同参与制订合适的都认可的护理计划。

3)决策的实施。患儿各组织器官功能和身体机能都没有发育完善,出院后 2 年内持续生病和再次住院的风险较高。因此对患儿的喂养、日常生活护理、预防保健等均需进行特殊护理。父母缺乏照顾患儿的经验,必须通过有计划性、针对性、专业性的培训,使患儿父母较好地掌握护理知识和技能,增强照顾患儿的能力和信心。

第四节　住院中期的家庭参与式护理

一、评估患儿父母(至少 2 位)

患儿住院期间,父母心情会随着患儿的病情变化而起伏不定、焦虑不安,疾病不确定感仍处于较高水平。同时,父母探望患儿的需求很迫切。

(一)评估患儿父母的社会心理

1. 心理情绪

以早产儿为例,早产儿身体机能发育的不完善和各种并发症致使早产儿的病情复杂,使早产儿父母对早产儿未来发展充满不确定感。

2. 行为方面

父母关于孕育一个健康新生儿的美好愿望在婴儿早产后破灭。这种巨大的期望落差致使患儿父母行为产生一定的变化。早产儿超出预期的生产时间导致父母角色转变过快，在未完成父母角色转变的同时增加患儿的照顾者角色要求，致使患儿父母精神压力过大。此外，缺乏专业的照顾护理知识和巨大的家庭经济负担同时也对患儿父母精神压力产生一定的影响。

3. 评估患儿父母的紧张焦虑程度

采用新生儿重症监护病房父母紧张焦虑评分量表（PSS：NICU）评估（附表3）。

（二）评估患儿父母的照顾能力

采用早产儿照顾者照顾能力自评及护士针对性指导表来评估照顾需求（附表4）。

（三）评估患儿父母的需求

所有新生儿患儿父母表示对新生儿相关医疗疾病信息和护理技巧方面有一定的需求。患儿住院期间需要接受相关护理知识教育的需求率为80.3%；新生儿出院后延续性护理的需求率为75.8%。但是随着住院时间的延长，少数患儿父母在与医护人员的互动过程中，表现出医患关系紧张，并由此可分析出患儿父母的需求。

（1）患儿父母对孩子病情认知不足。大部分的患儿父母没有受过正规系统的专业医学儿科知识，对待医生所说的患儿病情不能清楚了解,对待医生所下达的治疗方案存在疑惑,同时对于患儿的未来发展情况仍处于未知的担忧状态。

(2)患儿父母与医护人员的沟通存在障碍。这主要表现在医护人员态度冷淡,没有提供必要的情感支持,原因主要与医护人员的工作精力和工作范围有关。医生每日有大量的会诊和手术,护士每日既有输液、换药等护理工作,还有每日给患儿喂奶、换尿布的照料工作,繁杂的工作占用了医护人员大量时间和精力,未能为患儿父母提供情感支持。此外,医生和护士每日的工作范围主要在NICU,而目前NICU主要实行封闭式的治疗,因此,"当一个人的适应受到威胁,并且又缺乏来自其社会网络的足够应对资源时,他便进入了危机状态。"

评估患儿父母的需求,可采用新生儿重症监护病房患儿父母需求量表(NFNI)评估(附表5)。

(四)评估经济情况

NICU住院费用较高,与高精尖设备,危重症抢救有关。以早产儿为例,我国对于早产儿家庭的正式社会支持系统相对比较薄弱。在政府方面,我国目前还未实行全国统筹的医疗保险报销水平。比如上海市本地户口的新生儿可以享受的新生儿医保报销比例是统筹范围内的80%,但由于早产儿的特殊性,医疗费用中有一部分是自费药品,因此,本地早产儿医疗报销比例总体大约为总体费用的 50%，异地就医的早产儿医疗报销比例更低，大约在总体费用的 20%～30%，给早产儿家庭带来一定的经济压力。

二、提供社会支持

(一) 信息支持

1. 宣教新生儿护理知识

邀请患儿父母参加父母课堂，帮助患儿父母了解病情进展、诊疗计划、治疗效果与预后的信息，可以使其产生安定感，有利于缓解其焦虑紧张程度。

2. 提供咨询

为父母提供新生儿相关医学、疾病的知识咨询与辅导，帮助父母了解患儿目前的病情并且解答父母关于患儿治疗项目上面的疑惑。

3. 普及护理知识

对患儿父母进行新生儿生长发育知识的普及，包括喂养知识、护理技巧、卫生知识、病情观察、预防接种和复诊时间等，预防或减少新生儿其他并发症的发生，使患儿的智力和身体发育努力追赶上正常儿童。

4. 加强沟通

微信交流平台定期发布患儿病情观察方法、喂养和护理知识、预防接种等新生儿相关内容知识。设置患儿父母的交流板块，父母有任何关于新生儿疾病问题都可以在此板块进行提问，由专业医师对病情进行解答，其他

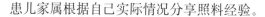

患儿家属根据自己实际情况分享照料经验。

（二）情感支持

（1）通过倾听的方式，运用同理心的方法对患儿父母的情况表示理解，使其获得精神、心理和情感方面的支持，缓解父母因孩子生病而产生的自责、内疚、焦虑等不良情绪，减轻父母对疾病给孩子带来后期生长发育问题的担忧。

（2）通过认知行为理论帮助患儿父母了解自身存在的焦虑、抑郁、不安等不良情绪，帮助其学习面对困难的正确态度和掌握合理缓解不良情绪的方法和技巧，增强患儿父母战胜疾病的信心。

（三）经济支持

帮助患儿家庭链接和整合各种社会资源，提供必要的物质和资金支持。

（四）运用日记法，记录患儿住院期间的一般情况

日记需要患儿父母采用第一人称的叙述方式，从患儿的口吻告知其父母在 NICU 接受治疗和护理的情况。"第一人称"是一种直接表达的方式，这种叙述方式常能给人以亲切之感，便于直接表达思想情感，使文字更具有真实性，并且更加生动形象，有效弥补父母亲角色意识的缺失，使父母感受到患儿的健康状况。

（五）座谈会

每周一次让父母们聚在一起交流一下护理体会，说出自己的困惑，医护人员给予针对性解答。

三、提供适当的家庭参与式护理房间

对患儿病情进行评估,病情稳定者且无特殊检查和治疗的患儿父母可以进行床边护理或者家庭参与病房。

（一）患儿纳入标准

详见本章第三节。

（二）患儿排除标准

详见本章第三节。

（三）父母纳入标准

详见本章第三节。

（四）父母排除标准

详见本章第三节。

（五）邀请患儿父母参加课堂培训

采用视频播放、课堂 PPT 讲座及新生儿模型操作示范的形式进行课堂解答。应用模拟娃娃、新生儿用具,现场指导,教会父母新生儿沐浴、母乳和人工喂养、测体温、换尿布等方法,对父母提出的问题现场给予解答,与父母共同分析遇到问题的原因,共同寻找解决的方法。在此基础上,进行一对一指导,纠正错误的行为,并仔细观察父母操作的掌握情况。利用网络建立交流平台,能及时解答父母的疑问,并为出院后的延续护理提供护理咨询服务。

（六）同伴现身说法

可邀请有入住病房经历的患儿父母来院给新手父母

现身讲解,通过同伴现身交流,提供心理支持,培养照护的自信心。同伴教育所起的积极作用和丰富照护经验,更容易交流、安慰、希望、减少焦虑,以及更大的同伴情谊和与其他家庭间的亲密关系。

(七)提供适当的 FIC 房间

以 FIC 专用病房(或床边)为主,有陪人床(产妇使用)、独立卫生间及家庭所需的常用生活用品。备有应急抢救设备(监护仪、吸痰、吸氧等急救物品),泵奶设备和奶具清洁消毒设备。专门的陪护房间作为患儿父母参与护理的场地,备有扶手的沙发椅和脚凳,新生儿洗澡设备及护理用品,两个家庭之间提供隔帘进行遮挡,以保护隐私。由 FIC 管理小组成员全程陪同,指导父母洗手、穿鞋套、更换隔离衣后入 FIC 房间,并在他的指导下学习新生儿的基础护理和亲子交流。

(八)记录新生儿成长

指导父母学习记录新生儿成长点滴记录,可作为父母日记的组成部分。

四、护士再次指导学习新生儿基础护理内容

新生儿的基础护理内容,根据父母掌握程度,监督其完成日常生活护理,如有不当之处护士要及时指出。

(一)手卫生

使用流动水＋皂液洗手,洗手前取下首饰及手表等,认真揉搓涂抹皂液的双手至少 15 秒以上,再用流水冲洗

干净,清洁毛巾擦干。

(二) 日常基础护理

1. 眼部、口腔、脐部护理

详见本章第三节。

2. 臀部护理

详见本章第三节。

3. 更换尿布

准备物品:湿纸巾、合适的尿布、护臀膏、必要时使用温水和毛巾。示范性的操作手把手指导父母进行尿布的更换(图 3-1),慢慢移动患儿身体,轻轻抬起双脚,(双脚抬起不宜过高),注意动作轻柔,擦拭时从前向后,尿布松紧适宜。更换尿布最好在喂奶前进行,避免过多翻动造成患儿吐奶。

4. 穿衣

衣物的选择:柔软、浅色、棉质、样式简单、易于穿脱。

(1) 穿上衣要点:

1) 患儿的衣物使用时必须是温热的,防止寒冷的刺激。

2) 先将衣服平放在床上,让患儿平躺在衣服上。

3) 将患儿的一只胳膊轻轻地抬起来,先向上再向外侧伸入袖子中,将身子下面的衣服向对侧稍稍拉平。

4) 抬起另一只胳膊,使肘关节稍稍弯曲,将小手伸向袖子中,并将小手拉出来,再将衣服带子系好即可。

（2）穿裤子要点：

1）大人的手从裤脚管中伸入，拉住小脚，将裤子向上提，即可将裤子穿上。

2）穿连衣裤时，先将连衣裤解开口子，平放在床上，让患儿躺在上面，先穿裤腿，再用穿上衣的方法将手穿入袖子中，然后扣上所有的纽扣即可。

5. 沐浴

这是观察患儿行为的最佳时，安静觉醒还是活动觉醒状态。洗澡是通常在生命体征稳定后进行，尤其要注意温度。

（1）环境准备：保持环境温度在 26～28℃（气温低时可使用空调或取暖器），关闭门窗，避免吹风。

（2）物品准备：清洗过的专用浴盆，浴盆内注入 3/4满的温水（水温 38～40℃），洗澡用小毛巾，同时将大毛巾平铺在床上，需更换的衣服按穿衣顺序放置在旁边，必要时使用沐浴液，合适的尿布，护臀膏，润肤油，棉签。

（3）示范性的操作：手把手指导父母沐浴（图 3 - 4），注意非必要时不用沐浴液；注意水温及环境温度，防止受凉；避免水流进眼睛及耳朵。

6. 测量体温

详见本章第三节。

（三）喂养指导

1. 提倡母乳喂养

患儿出生后，应尽早吸吮母亲乳房。频繁的吸吮可

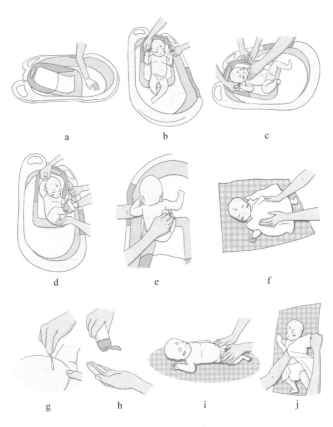

a　　　　　　b　　　　　　c

d　　　　　　e　　　　　　f

g　　　h　　　i　　　j

图 3‑4　给新生儿洗澡(a~j)

以促进母亲乳汁早分泌,使患儿尽早吃到初乳,同时吸吮的过程可以帮助患儿胃肠道正常菌群的建立。

2. 母乳喂养姿势的四个要点

详见本章第三节。

3. 正确的含接姿势

详见本章第三节。

4. 其他

（1）如果患儿已建立肠道营养，人工喂养者，每次喂奶前试奶温，可将乳汁滴几滴于手腕内侧处试奶温，以不烫手为宜。

（2）喂奶时，奶瓶斜度应使乳汁始终充满奶头，以免患儿将空气吸入。奶后应将患儿竖抱拍嗝。拍背技巧：指导父母拢起拳头，空心掌式由下至上，利用腕力有节律地叩击患儿背部持续5～10分钟，直到拍出嗝为止。

（3）喂奶后可用消毒的纱布蘸清水，擦洗口腔黏膜及舌苔，以清洁患儿口腔。

（4）每次吃剩下的奶一定要倒掉，不能留到下一餐再吃。因为牛奶很容易成为细菌培养基，可导致患儿腹泻或食物中毒。

（5）如果是鼻饲喂养者，需掌握鼻饲护理。

（6）鼻饲护理

主要针对吸吮、吞咽能力低下的患儿，及因各种疾病不能进食的新生儿，为保证供给足够的能量，增强抗病能力，常需留置胃管，采取鼻饲喂养。

（7）奶液于喂养前15分钟加热后使用，奶及水的温度要适宜，38～40℃为宜。

（8）每次鼻饲前都应检查胃管是否在胃内，以防将奶液注入气道发生意外。

（9）喂养不耐受表现者需鼻饲前抽潴留，观察色、质、量。最新喂养指南已经不建议常规抽胃潴留液，但喂养不耐受表现者,如腹胀明显需要抽取并评估潴留液的色、质、量。根据传统经验评估潴留量:潴留 1/4 以下半消化奶汁,将奶汁输回,用足一顿奶量;潴留 1/4~1/2 半消化奶汁,将奶汁输回并补足至一顿奶量;潴留超过1/2,弃去奶汁并停奶一顿;潴留物呈绿色或咖啡色时则需暂停鼻饲。

(10)患儿取半卧位,或将宝宝头抬起 30°。鼻饲时将空针悬于宝宝头上方 15~20 cm 高处,拔去针芯后利用重力原理使奶液自然缓慢流进胃内,而非加压流入,最后用少量空气将管道内余量全部送入胃中。

(11)喂奶后拍背驱气,密切观察患儿无异常后采用头高右侧卧位(摇高暖箱床头 30°,患儿取右侧卧位,背部用小枕支撑,颈下垫小毛巾打开气道,头偏向右侧),1 小时后改斜坡卧位。

(12)鼻饲的患儿应加强口腔护理,预防口腔感染。

(13)关键注意点

每次鼻饲前均需证实胃管在胃内,方可注入,可用下列方法之一证实。

1)接注射器抽吸,有胃液被抽出。

2)将胃管末端放入盛水的碗内,无气体逸出。

(四)母乳的收集、储存和解冻

母婴分离状态下,患儿母亲仍要每 2~3 小时泵奶,并进行保存,送至医院母乳库给宝宝母乳喂养或者待患儿出院后继续母乳喂养。

1. 母乳的收集

（1）母亲准备：母亲要保证休息，避免疲劳，除非母亲有严重疾病，否则都可以吸乳；母亲保持均衡饮食，每日摄入足量流质，避免含酒、咖啡因饮料，不吸烟。有过敏家族史的母亲，勿进食易致敏的食物（坚果、海鲜、鸡蛋等）。

（2）环境准备：保证卫生、安静、私密性，坐姿舒适、轻松，闭上双眼，深呼吸，平静休息数分钟，放一些平静、舒缓音乐，轻轻按摩母亲的乳房，可配合患儿照片、视频或者带着患儿气味的衣物。

（3）卫生准备：每次使用前后或乳汁滴溅时按规程进行吸乳器清洁（仔细阅读吸乳器的说明书），吸乳以及触碰吸乳配件前清洗双手，用洗手液彻底清洁手部并冲洗至少 15 秒，注意指甲周围的清洁，并使用一次性纸巾或湿巾擦干手部。用温水湿毛巾清洁乳房，准备好储奶袋或消毒容器。

（4）挤奶要点：每 3 小时挤奶 1 次，晚间也要坚持，每次挤奶时间＞30 分钟，以便促进泌乳素的分泌，增加乳汁的产生。人工挤奶时，3～5 分钟换一侧乳房，反复进行，持续 20～30 分钟。使用泵奶器时，应避免过度负压对乳头造成损伤，可持续 10～15 分钟，之后再进行人工挤奶。

（5）不同时间采集的母乳放入不同的储奶袋或储奶瓶中，并标明吸奶的日期和时间，时间要具体到分钟。

2. 母乳的储存

（1）新鲜母乳：室温 16～29℃，可存放 4 小时。

（2）冷藏母乳：将母乳用母乳保存袋/瓶储存起来，放入冰箱冷藏室，4～6℃，可存放 72 小时。

（3）冷冻母乳：放入－18℃以下的冷冻室时，可存放 3～6 个月。

注意：母乳不能保存在 37℃以上的条件下。冰箱储存时，按照母乳收集的日期、时间先后顺序排列。

3. 母乳的解冻及加热

（1）母乳解冻的最佳方式：将母乳由冷冻室取出置于冰箱冷藏室；每次解冻量为预计未来 24 小时的需要量，使其自然融解。

（2）在紧急情况下，置于温水（不可超过 37℃）中解冻，当乳汁解冻成液体，但仍旧冰冷时即置入冷藏室内，直到使用再取出。热水解冻量要尽可能少。

（3）室温下解冻母乳有利细菌滋生，现已不采用。

（4）母乳解冻后在冷藏室里可保存 24 小时，解冻后未用完母乳决不能再冷冻。母乳已解冻或部分解冻，处于半液态／半固态状态，24 小时内未用完者必须丢弃。

（5）解冻后的母乳给患儿喂哺前，应置于 37～40℃的温水中温热，水温不可过高。

（6）加热后的母乳若未吃完，应弃去，不可留至下顿使用。

（五）奶具清洁消毒

1. 清洗

必须用奶瓶刷清洗奶瓶，才能洗净附着在瓶壁上的奶汁，父母可选择奶瓶清洗剂来清洗奶瓶，更快捷，更高效，更安全。

2. 消毒

奶瓶洗净后还会有残留的奶渍，营养丰富的奶渍最容易滋生细菌，导致患儿肠道问题。父母必须针对患儿宝宝娇弱的胃肠道特点进行每一次的奶具消毒，方法如下。

（1）煮沸消毒法：

1）准备一个不锈钢的煮锅，里面装满冷水。水的深度要求是能完全覆盖奶瓶，即所有已经清洗过的喂奶用具浸没在水中。不锈钢煮锅专用于奶瓶消毒，不作他用。

2）如果是玻璃的奶瓶可与冷水一起放入锅中，等水烧开后再放入奶嘴、瓶盖等塑胶制品，盖上锅盖再煮 5 分钟后关火，等到水稍凉后，再用消毒过的奶瓶夹取出奶嘴、瓶盖，待干了之后再套回奶瓶上备用。若是塑胶的奶瓶，则要等水烧开之后，再将奶瓶、奶嘴、奶瓶盖一起放入锅中消毒，约再煮 5 分钟即可，最后以消毒过的奶瓶夹，夹起所有的奶具，并置于干净通风处，倒扣沥干。

（2）蒸汽锅消毒法：

1）消毒的方式只需要遵照说明书操作，就可以达到消毒喂奶用具的目的。但需注意的是，使用蒸汽锅消毒前,需先将所有的奶瓶、奶嘴、奶瓶盖等物品彻底清洗干净。

2) 若已消毒 24 小时后仍旧没有使用奶瓶,需重新进行一次消毒工作,以免细菌滋生。

3) 消毒好的奶具晾干备用。

(六) 配方奶冲调

1. 冲调配方奶前的准备工作

确保所有用具(包括奶瓶、瓶盖、奶嘴、密封圈)均已消毒。

2. 冲调配方奶的 7 个步骤

(1) 在水壶里装满新接的自来水,烧开,然后自然冷却。最理想的水温应该在 40～60℃ 之间,也就是说,沸水冷却的时间大约半小时。不建议用矿泉水冲调奶粉。

(2) 仔细阅读配方奶包装上的说明,严格按照水和奶粉的比例(例如:1 勺加 30 ml 水)。奶瓶中倒入适量的水,注意,一定要先倒水,这样才能保证比例精确。切忌不按比例冲调,若奶液过淡或过浓,会影响患儿胃肠道功能及体格生长,严重者甚至导致新生儿坏死性小肠结肠炎的发生。

(3) 查看奶瓶里水的刻度。应将奶瓶放在桌子上,平视,这样才能看清水的高度跟奶瓶壁上的刻度是否齐平,不要俯视或仰视,会导致刻度不准确。

(4) 在奶瓶中加入适量的奶粉。要使用奶粉包装内自配勺,因为用这个勺量取的奶粉量刚好合适。不同牌子的奶粉,勺子可能也会不同,所以不能混用。

（5）量取奶粉。取奶粉包装盒专用的勺子并抹平，不要压实奶粉，因为这样冲的奶会太浓。

（6）加入奶粉的勺数一定要合适。不要为了让新生儿多吃一些，就随便多加一勺，这会使奶太浓。

（7）把奶嘴拧紧，盖上瓶盖。充分摇匀奶液。应该水平旋转晃动，不可使劲上下摇。

（七）母乳强化方法

1. 早产儿母乳喂养要添加母乳强化剂

（1）我国《早产/低出生体重儿喂养建议》中指出胎龄<34 周、出生体重<2 000 g 的早产儿应首选强化母乳喂养，即将强化剂添加入母乳中喂养，切忌将强化剂加入配方奶中。

（2）母乳不能满足早产儿、低出生体重儿生长所需的多种营养素的需求，生长速度较慢；钙磷含量较低，造成早产儿骨发育不良和代谢性骨病的危险。

（3）母乳喂养的早产儿、低出生体重儿应使用含蛋白质、矿物质和维生素的母乳强化剂，以确保满足预期的营养需求。

2. 添加的时机

当早产儿耐受了 50～80 mL/kg·d 的纯母乳喂养之后，需要添加母乳强化剂（《2019 年早产儿母乳强化剂使用专家共识》）。

3. 添加的方法

每次喂哺前将母乳强化剂按照一定的用量要求配制，

加入温热的母乳中,摇晃溶解即可进行喂养,推荐现配现用。

4. 母乳强化剂的用量

（1）极低出生体重早产儿在出院后还需要强化喂养一段时间,在出院时或随访时,医生会根据早产儿的体重增长情况,决定母乳强化剂的用量。

（2）若早产儿生长发育在生长曲线范围内,可考虑晚上直接母乳亲喂,减轻喂养负担。

5. 母乳强化剂的保存方式

（1）未开封的母乳强化剂可以常温保存。

（2）开封后的母乳强化剂,应弃去,不可留到下顿添加到母乳中。

（3）建议使用母乳强化剂时现配现用,因为母乳强化剂与母乳结合,奶液渗透压会升高,并且常发生在添加后2小时后。

6. 母乳强化剂的使用时间

（1）考虑到每个早产儿的生长发育和营养状况都不同,需咨询医生,是否停止添加。

（2）早产儿生长指标(体重、身长和头围)均达到相应胎龄生长曲线的第25百分位,可以考虑停止添加。

（八）症状体征的观察

1. 面色

详见本章第三节。

2. 经皮氧饱和度

详见本章第三节。

3. 呼吸

详见本章第三节。

4. 腹部情况的观察

详见本章第三节

5. 大便的观察

大便性状以偏黄色、糊状为好,如果水分多要怀疑腹泻。服用补铁药物时,大便会变黑,但一般为灰黑色无光泽。

(1) 母乳喂养儿粪便呈金黄色,多为均匀糊状,偶有细小乳凝块,有酸味,每日 2～3 次。即使每日大便达到 3～5 次,但大便不含太多的水分,呈糊状,也可视为正常。

(2) 人工喂养儿粪便,以牛奶(包括奶粉)、羊奶喂养的患儿,粪便呈淡黄色,大多成形,含乳凝块较多,为碱性或中性,量多、较臭,每日 1～2 次。

(3) 混合喂养儿粪便,与人工喂养儿相似,但较黄、软,会夹杂奶瓣。添加谷物、蛋、肉、蔬菜等辅食后,粪便性状接近成人,每日 1 次。

(4) 服用补铁药物时,大便会变黑,但一般为灰黑色无光泽,进食动物血、猪肝等含铁多的食物也可使粪便呈黑色。

6. 腹泻

腹泻是每个照顾者在育儿过程中难免会碰到的常见病,指导照顾者学会识别,掌握预防方法和注意事项。

(1) 腹泻的临床表现:发病高峰在每年的 8～11 月

份,9月份是发病的高峰;起病急,开始表现为发热、咳嗽等上呼吸道症状,常同时有呕吐和腹胀,不愿或拒绝吃奶;起病1~2天内出现腹泻,少则一天几次,多则数十次;大便稀薄,呈水样或蛋花汤样,有时呈白色米汤样,多无特殊腥臭味。

（2）预防腹泻,关键要做到以下几点。

1）提倡母乳喂养。新生儿出生后应提倡母乳喂养,能得到大量的免疫抗体,增强机体的抵抗力,尤其是新生儿出生后的第一个夏秋季最为重要,尽量避免夏季断奶。

2）合理喂养。做到按需哺乳,按时添加辅食,切忌几种辅食一起添加。

3）饮食卫生。应注意饮食卫生,每次喂奶后彻底清洁、消毒奶具后备用,以防病从口入。

4）避免接触传染。一旦发现秋季腹泻,应注意隔离,以防传染得病。

5）如果出现发热、咳嗽等上呼吸道症状,同时有呕吐和腹胀,新生儿不愿或拒绝吃奶;大便稀薄,呈水样或蛋花汤样,有时呈白色米汤样,及时就医。

（3）腹泻的注意事项有以下几点。

1）严密观察病情：观察及记录大便次数、颜色、性状、量。

2）喂养：适当减少奶量,以减轻胃肠道负担。

3）臀部的护理：勤换尿布,每次换尿布后最好用温水擦干净,保持干燥,涂护臀膏。

4) 控制感染：护理新生儿前后认真洗手，防止交叉感染。

5) 若新生儿排便次数多，精神萎靡，要及时就医。

7. 便秘

新生儿的肠蠕动比较慢，很容易引起便秘。便秘会引起腹胀、食欲不振和睡眠不安，需要采取措施，保持大便通畅，以促进新生儿身心健康。

(1) 调整饮食：纯母乳喂养能够改善便秘的情况，母乳喂养期间，母亲给予清淡饮食。

(2) 腹部按摩：按照新生儿抚触的手法，进行腹部按摩，促进肠蠕动，帮助排便。

(3) 刺激排便：可将肥皂削成条状，塞入肛门，棉签插入肛门 0.5～1 cm 深度，或用涂油的棉签插入肛门口，轻轻转动几下，刺激直肠壁会引起便意，以达到通便的目的。开塞露通便的步骤见图 3－5。

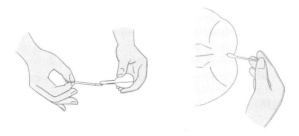

图 3－5 开塞露通便的步骤

根据新生儿的自身习惯，若习惯每日 1 次排便，如果现在每日排便 4～6 次，就必须考虑是否发生腹泻。若习惯每日 4～6 次排便,如果现在 1 天只有 1 次甚至未排便,则需考虑是否发生便秘。

（九）鼓励早产儿父母做医疗笔记

记录早产儿住院期间的一般情况。日记需要早产儿父母采用第一人称的叙述方式,从早产儿的口吻告知其父母在 NICU 接受治疗和护理的情况。早产儿父母记录在其住院中一直和早产宝宝在一起,并努力认真学习各项照护技能的过程。

五、护士指导父母进行发育支持护理

（一）早期干预

详见本章第三节。

（二）袋鼠式护理

详见本章第三节。

（三）早产儿鸟巢护理

1. 鸟巢护理的背景

新生儿期是人生发育的最初阶段,是大脑发育最迅速和代偿能力最强的时期。早产儿体格发育和神经发育除了和遗传因素有关以外,生活环境不可忽视,早产儿发育支持情况的好坏直接关系着以后是否能够健康成长。鸟巢护理是在暖箱的基础上模仿子宫的内环境,能有效增加早产儿的安全感和舒适感,促进早产儿生长发育。

2. 鸟巢护理的概述

"鸟巢"式护理是国际上流行的用于早产儿发展性照

顾的一种方法。新生儿科引入"鸟巢"式护理,从仿生学角度满足了早产儿舒适、安全与归属的需要,据统计,新生儿科治疗的早产儿、低出生体重儿等病例中,"鸟巢"式护理的早产儿在病情方面恢复较快,体重增加快,住院天数明显缩短。

3. 鸟巢护理的实施

鸟巢护理是在暖箱中为早产儿设置一个 U 型护围,模拟一个人造子宫的环境,使早产儿出生后置于暖箱的姿势与在子宫内的姿势相似,增加了安全感和舒适感,保持早产儿各项生理目标的安稳,满足生长发育的需求。

将早产儿置于暖箱中,抬高床头 30°,监护仪 24 小时监测生命体征。根据早产儿体重、胎龄设置箱温,开启暖箱温湿度,每 2 小时更换体位及经皮氧探头。病房窗帘遮住阳光,再用遮光罩遮住暖箱,避免强光刺激。每次操作都应轻柔触摸早产儿,增强其安全感,及时处理病房内监护、暖箱等设备报警,声音控制在 50 dB 以下,以免外界不良环境刺激到早产儿。

4. 鸟巢护理的意义

(1) 鸟巢护理有利于维持早产儿舒适的生理体位,早产儿在宫内是胎头俯屈、颌部贴近胸壁、肘关节屈曲、前臂在胸前交叉或平行、大腿贴近腹壁、小腿交叉或平行蜷曲于宫内等姿势。鸟巢护理将早产儿棉包被塑造成一定的形状,使早产儿置于暖箱内的姿势与子宫相似,为早产儿提供一定的安全感,满足其心里需要,减轻因护理人员对早产儿进行操作而产生的易惊反应,帮助早产儿尽快适应母体外的环境。

（2）鸟巢式护理可维持早产儿皮肤温度。早产儿体温中枢发育不成熟,容易受到外界影响而出现低体温的现象,开展有效的体温管理是提高早产儿存活率的有效措施。早产儿置于暖箱中,由于临床操作不可避免,需要喂奶、换尿布、静脉用药等,需开暖箱门操作,从而导致暖箱温度下降。鸟巢护理将棉包被裹成弧状,使温度聚集在"鸟巢"内,减少温度流失,有利于中性环境温度的维持。

（3）鸟巢护理有利于提高早产儿进奶量、减少机体消耗量。早产儿出生体重低、各项指标明显较达标足月儿滞后,若出现感染、营养不良的情况,早产儿会出现体重增长缓慢。鸟巢护理给予早产儿一个小"鸟巢",四肢蜷曲,更易触及早产儿面部,有利于早产儿吸吮手指等非营养性吸吮,提高吸吮能力,增强胃肠道反射及提高消化功能,促进早产儿生长发育。被鸟巢包围的早产有足够的安全感,稳定了情绪,减少哭闹,能明显地减少机体消耗量。

（4）鸟巢护理有利于减少早产儿呼吸暂停的发生。早产儿常见的临床症状是呼吸暂停,而且胎龄越小、体重越小的发生率越高。早产儿呼吸中枢及肺发育不良,对二氧化碳敏感性高和呼吸肌张力低,这些都是易发呼吸暂停的原因。早产儿在发热、或体温过低、呛奶或呕吐、颈部弯曲等任何外界刺激均可引发反射性呼吸暂停。研究表明,鸟巢式护理的应用可明显减少早产儿呼吸暂停的发生,相关原因是:① 鸟巢可以保持暖箱适中温度;② 将早产儿头部抬高 $30°$,颈部略向后伸展,避免了食管受压,减少了胃食管反流,进而减少了呼吸暂停的发生。

（5）鸟巢护理对于减少早产儿皮肤破损有显著效果。早产儿在暖箱中没有棉包被的包裹,极度缺乏安全感,四肢活动也比较多,经常碰到暖箱壁,脚踝、脚跟及肘部骨突处皮下脂肪薄,容易引起局部皮肤的破损。"鸟巢"的安放,可以使早产儿的体位相对固定,还能增加其安全感、减少哭闹。

（6）鸟巢护理能有效减轻疼痛。暖箱中的"鸟巢"能使早产儿有个稳定的体位,周围的包被都能抚摸到,从而能消除紧张情绪。抚触可促进早产儿中枢神经系统发育,也有研究表明鸟巢护理能显著促进早产儿的生长发育,减少侵入性操作所致的疼痛感,提高早产儿的生活质量。

六、指导父母学习窒息复苏急救

（一）指导父母认识窒息的风险

窒息为新生儿常见症状,也是新生儿死亡和致残的主要原因,占全球早产儿死亡的 23%。

（1）缺氧缺血可造成多器官受损,其中脑组织对缺氧最敏感,容易导致缺氧缺血性脑病和颅内出血。

（2）缺氧缺血可造成心肌损害，表现为心律紊乱、心力衰竭、心源性休克等。

（3）呼吸系统：羊水或胎粪吸入综合征、持续性肺动脉高压及肺出血等。

（4）泌尿系统：肾功能不全、衰竭及肾静脉血栓形成等。

（5）代谢方面：低血糖或高血糖、低钙及低钠血症等。

（6）消化系统：应激性溃疡、坏死性小肠结肠炎及黄疸加重或时间延长等。

（二）指导父母认识窒息的症状

（1）反应差，全身皮肤青紫色或皮肤苍白，口唇暗紫。

（2）呼吸急促，达 60 次/min 以上，伴有面色发绀和呻吟，吸气或呼气凹陷；或者呼吸表浅，不规律或无呼吸或仅有喘息样微弱呼吸。

（3）心跳不规则，心率<100 次/min，且弱。

（4）对外界刺激反应弱或无反应，肌张力松弛。

（三）窒息复苏步骤

发生窒息后，必须积极抢救和正确处理。在 FIC 中，要手把手指导有窒息风险的新生儿父母学会窒息复苏护理，争取到第一时间的急救。

1. 呛奶窒息急救方法

（1）呛奶是新生儿的常见现象。如果新生儿不小心呛奶，最好先观察新生儿的呼吸，看有无任何异常，如声音变调微弱、吸气困难、严重三凹征等，如有立即送医院。

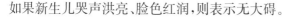

如果新生儿哭声洪亮、脸色红润,则表示无大碍。

（2）轻微的溢奶、吐奶,新生儿自己会调适呼吸及吞咽动作,只要密切观察新生儿的呼吸状况及肤色即可。如果大量吐奶应迅速将新生儿脸侧向一边,以免吐出物向后流入咽喉及气管;然后用手帕缠住手指伸入口腔中,至咽喉部,将吐、溢出的奶水食物快速清理出来,以保持呼吸道顺畅;最后,用小棉签清理鼻孔。

（3）严重状态:如果新生儿憋气不呼吸或脸色变暗时,表示呕吐物可能已进入气管了,立即采用海姆立克急救法,使其俯卧在大人膝上或床上,用力拍打背部四五次,使其能咳出。

（4）如果仍无效,马上弹或捏刺激脚底板,使新生儿因疼痛而哭,加大呼吸,此时最重要的是让他吸氧入肺,而不是浪费时间想如何把异物取出。在以上过程中,新生儿应同时送往医院检查。

（5）如果呛奶后新生儿呼吸很顺畅,最好还是想办法让他再用力哭一下,以观察哭时的吸氧及吐气动作,看有无异常。如声音变调微弱、吸气困难、严重三凹征等,应立即送医院。如果新生儿哭声洪亮、脸色红润,则表示无大碍。

（6）对常吐奶的新生儿,照顾者应加强观察,并适当抬高床头,让新生儿侧卧。哺乳或喂奶时,都应让头部略高,喂完奶后,再把新生儿竖抱起来,轻拍后背,直到打嗝后再放回床上。夜间应定期观察新生儿,是否发生吐奶,呼吸与睡姿如何等。另外,母亲在给新生儿喂奶时,应防止乳房堵住早产儿的口、鼻,导致窒息。

2. 窒息急救 CPR

CPR 指快速用力按压胸部和实施人工呼吸,它适用于心脏停止泵血的患者,以下操作适用于新生儿。

(1) 触觉刺激,拍打足底或摩擦背部来促进新生儿呼吸恢复。触觉刺激后如出现正常呼吸,心率＞100 次/min,脸色红润或仅手足青紫可予观察。

(2) 如果刺激后没反应,应将新生儿面朝上放置在一个高度适中的结实平面上,比如桌子。

(3) 呼救,检查呼吸,如无自主呼吸建立或心率＜100 次/min,应立即用复苏球囊进行面罩正压给氧。

(4) 用力按压和快速按压,有拇指法和双指法。

① 拇指法:首选,双手拇指的指端按压胸骨,根据新生儿体型不同,双拇指重叠或并列,双手环抱胸廓支撑背部。

② 双指法:右手食指和中指 2 个指尖放在胸骨的乳头连线下缘水平,左手支撑背部。垂直向下按压胸骨,速度为每分钟至少 100 次(每秒 2 次);每次按压后,要让胸部回弹至正常位置。

(5) 开放气道,一只手放在前额上,另一只手放在新生儿颏骨的骨性位置,向后仰头并抬起颏部。

(6) 实施人工呼吸,按压胸部 30 次,给予 2 次人工呼吸,在吹气过程中观察胸廓是否隆起。以 30∶2 的比例重复实施胸外按压和人工呼吸,直到新生儿开始出现反应或专业人员赶到现场并接管新生儿。

（四）复苏后护理

1. 保暖

让母亲怀抱新生儿进行袋鼠式护理，皮肤与皮肤接触，让体温逐渐升高，亦可增进母子之间的感情，让惊慌失措的母亲稳定下来。

2. 保持呼吸道通道

窒息复苏后仍会有痰液残留，影响气体交换，及时清理呼吸道，保持呼吸道通畅，维持正常血氧饱和度。

3. 预防感染

窒息复苏后新生儿抵抗力差，抢救过程中更是容易增加感染的机会。严格执行无菌操作原则，做好消毒隔离及手卫生，必要时及时使用抗生素。

4. 做好父母心理护理

突如其来的抢救，会让父母产生极度的恐惧和焦虑。做好父母的心理护理，及时进行疏导、安慰，解除其焦虑、恐惧心理。

第五节　出院准备期的家庭参与式护理

一、评估患儿父母（至少 2 位）

从医院到家庭的转变是一个复杂的多维度现象。患儿的父母比普通孩子的父母有更沉重的心理压力,从患儿出生到出院一直担心他们可能出现各种健康问题,担心他们的远期预后。回家后患儿父母必须对患儿健康负全部责任,所以他们对患儿的关注转变为对患儿未来发展相关的问题及日后照顾问题的不确定感。因此,若在出院前给予患儿父母及其家庭成员有关的健康宣教知识及相关技能,能弥补患儿父母的相关知识缺乏,提高其照护信心。

(一) 评估患儿父母的社会心理

1. 心理情绪

以早产儿为例,早产儿身体机能发育的不完善和各种并发症致使患儿的病情复杂,使父母对早产儿未来发展充满不确定感,常伴有创伤后应激障碍。往往早产和住院会给父母造成严重的心理创伤,并且创伤后应激障碍会随着父母的抑郁和疲劳而加剧。

2. 行为方面

父母关于孕育一个健康新生儿的美好愿望在婴儿早产后破灭。这种巨大的期望落差致使早产儿父母行为产生一定的变化。早产儿超出预期的生产时间导致父母角色转变过快,在未完成父母角色转变的同时增加患儿的照顾者角色要求,致使早产儿父母精神压力过大。此外,担忧因自身专业的照顾护理知识不足而导致新生儿再次住院,缺乏后续随访、疾病支持系统等使父母不安全感和压力增加。

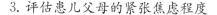

3. 评估患儿父母的紧张焦虑程度

随着信息化时代的不断发展,获取信息的途径越来越多样化,如各类网站、相关论坛等,信息量大、信息面广。但同时也出现了一些问题,如较难统一管理控制,多数早产儿父母由于缺乏医学专业知识,从而无法判断信息的可靠性。患儿父母常将不同途径获取的信息进行比较,信息间的矛盾会让他们感到疑惑。

评估患儿父母的紧张焦虑程度,采用新生儿重症监护病房父母紧张焦虑评分量表(PSS:NICU)评估(附表3)。

(二) 评估患儿父母的照顾能力

采用早产儿照顾者照顾能力自评及护士针对性指导表来评估照顾需求(附表4)。

(三) 评估患儿父母的需求

(1) 由于新生患儿各器官形态和生理功能发育不够成熟,医疗状况及生长发育状况不稳定,随时都可能会发生改变,并发症发生率高。因此,患儿出生到住院后2周至出院前这段时间,对于多数患儿及其父母来说,是从医院过渡到家庭的适应时期。父母面临的问题将从对患儿医疗状况的担忧转化为对患儿出院后照顾问题的不确定。

(2) 以早产儿为例,许多足月儿面临的普通问题有时候对于早产儿来讲是致命问题,例如生理性和病理性黄疸的不同影响、周期性呼吸和呼吸暂停的区别等,需要父母具备正确判断早产儿病情，及时发现孩子特殊情况的照料能力。

评估患儿父母的需求，采用新生儿重症监护病房患儿父母需求量表（NFNI）评估（附表5）。

（四）评估患儿家庭经济情况

NICU住院费用较高，患儿住院时间久，出院后持续存在其他相关问题（心脏、呼吸系统、感知功能等）需要长期随访、治疗，给患儿家庭带来巨大的经济压力。

二、提供社会支持

（一）信息支持

在整个住院过程中，其父母希望能够及时准确地了解自己孩子的病情。医务人员在为患儿家属提供信息时应该遵循相应的原则。目的是为了增加患儿父母的自信心，培养其父母照顾孩子的独立性。信息提供的原则有以下几点。

（1）提供信息之前评估患儿家属已经知道哪些信息。

（2）与患儿家属建立和谐的工作伙伴关系，缓解父母的焦虑和害怕，重塑父母的信心。

（3）向父母了解他们想知道的信息，针对父母的需求提供信息，首先提供有关患儿的诊断和目前所处于的危险情况等方面的信息。

（4）使用通俗易懂的语言，尽量不使用医学术语。

（5）提供有关治疗的关键点，解释采用的医疗措施可能会造成的后果。

（6）运用不同的形式提供信息，提供口头信息之后应该有书面资料能够让患儿家属加强理解，可以采用宣传册的形式，在解释不良后果时避免使用恐吓策略。

（7）适当的赞美与鼓励，增加患儿家属的自信心，提供信息时包括注意事项。

有学者认为父母育儿技能的学习需要一个过程，只有让父母及时准确地了解孩子目前的状况，才能满足孩子目前的需要，否则即使父母采取行动也有可能不会对孩子的照顾产生积极作用。医护人员提供给患儿家属的信息必须直接、诚实，而且为了避免医护人员之间信息提供的差异性，应该限制为家属提供信息的人数。同时，在为患儿家属提供信息时可以用图、表的形式进行解释，让家属更好的理解并鼓励其提出问题。一般来说，应该同时向患儿的父母双方提供患儿的病情信息，病情解答应简单明了。对于患儿父母来说，此时面临巨大的压力，对于医务人员提供的信息也不熟悉，必要时医务人员可以重复信息以确保家属能够明白，从而能够对患儿的病情进行讨论。在提供信息时应该尽可能使用简单易懂的语言，当孩子病情不乐观时，医护人员应该学会如何向父母提供关于孩子的不好的消息。一般来说是由主治医师向患儿家属解释孩子的不良状况，但是护理人员作为团队的一员，应该知道如何在家属困难的时期提供支持和帮助。

（1）如果条件允许的话，不好的消息应该提供给患儿父母双方或者是双方中处于主导地位的一方。

（2）为患儿父母提供清楚直接详细的信息，在与父母进行讨论时抓住重点。

（3）营造安静隐私的环境，温柔地向患儿父母讲解，但要保持自信。

（4）制订个体化的方案，尽可能地使用患儿的名字进行交流。

（5）允许患儿家属表达自己的情绪或者提问，并为这些情绪或者问题提供解答。

（6）提供患儿病情照顾中的注意事项。

（7）为患儿家属提供机会，能够与同样经历这些困难的家庭进行交流。

（8）对患儿家庭进行随访，提供必要的支持。

信息需求是帮助患儿父母应对过程中需要解决的核心需求。同时，还需要告知父母探视制度、孩子可能接受的操作、治疗等。在为患儿家属提供消息时，纸质的告知书能够使父母更清楚，也能为之后发生的问题提供依据，但口头的信息交流仍然十分重要。为患儿父母提供机会，尽量每日与医护人员进行交流，讨论孩子的病情。

定期发布早产儿病情观察方法、喂养和护理知识、预防接种等新生儿相关内容知识。设置新生儿父母的交流板块，父母有任何关于新生儿问题都可以在此板块进行

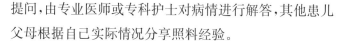

提问,由专业医师或专科护士对病情进行解答,其他患儿父母根据自己实际情况分享照料经验。

(二) 社会支持

(1)邀请早产儿父母持续参加父母课堂,即使出院了,也可以在每周的固定时间选择感兴趣的内容上课。参加早产儿理论知识及护理技能培训,培训方式包括多媒体授课、发放早产儿育儿手册、观看光碟以及早产儿护理示范操作等。对父母进行早产儿生长发育知识的普及,包括喂养知识、护理技巧、卫生知识、病情观察、预防接种和复诊时间等,预防或减少早产儿并发症的发生,使早产儿的智力和身体发育努力追赶上正常儿童。

(2)宣教形式以文字和录像的形式为主。一些早产儿较足月儿在照护需求上更加多样,快出院的患儿父母仍表示不确定是否能帮助患儿顺利过渡到家庭照护中,可能会对宣教效果有所影响。以文字和录像的形式向患儿家属提供信息,包括早产儿的行为状态、进行交流的恰当时机、如何有效地进行医院向家庭的过渡,以及如何继续保持积极的亲子交流等。

(3)满足患儿父母的健康需求,并强调个性化和互动化。现实中,患儿父母与其受教育程度、社会地位、社会支持水平、心理调节能力等因素密切相关。因此,医护人员在对不同患儿及家属进行干预时,不应该机械地告知所有信息,而应该考虑到不同对象的信息需求量,在评估的基础上,遵循"按需供给"的原则来为干预对象提供

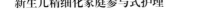

信息支持,从而帮助其控制疾病不确定感水平。

（三）情感支持

（1）通过倾听的方式,运用同理心的方法对患儿父母的情况表示理解,使其获得精神、心理和情感方面的支持,缓解父母因孩子早产而产生的自责、焦虑等不良情绪,减轻父母对疾病给孩子带来后期生长发育问题的担忧。

（2）通过认知行为理论帮助患儿父母了解自身存在的焦虑、抑郁、不安等不良情绪,帮助其习得面对困难的正确态度和掌握合理缓解不良情绪的方法和技巧,增强患儿父母战胜疾病的信心。

（3）接受和发展父母的角色,提供专业的照顾孩子的技能。父母想要成为他们想象中的父母;他们想要与他们的孩子建立牢固的、积极的关系。然而,要做到这一点,他们必须学会读懂新生儿的提示并理解其行为。

（四）经济支持

帮助患儿家庭链接和整合各种社会资源,提供必要的物质和资金支持。

三、制订出院计划

出院计划是指促进患者从一个环境顺利转到另一个环境（包括医院、老年院、患者家中或其亲属家中）的护理过程,是一个包括患者住院期间（从患者入院当天开始制订）和出院后的连续护理过程。

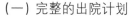

（一）完整的出院计划

（1）客观评估患儿身体状况和特殊生理需求，由医护人员共同参与制订合适的出院护理计划。

（2）促进积极的亲子关系。

（3）通过有计划性、针对性、和专业性的培训，使患儿父母较好地掌握护理知识和技能，增强照顾患儿的能力和信心。

（4）出院后患儿父母需接受充足、有效的支持。

（二）出院计划的意义

美国医院协会（American Hospital Association，AHA）界定出院计划的意义是一种集中性的、协调性的和整合性过程，通过医院、社区护理专业人员、患者、家属共同合作，以确保患者在出院后均能获得持续性护理，计划中必须反映患者及家属内外在的社会、情绪、医疗及心理上的需求和协助，对于患者不但必须提供持续性照护，还需追踪了解患者出院后的需求。

（三）父母参与的重要性

过去只是在新生儿出院前才教给父母照顾孩子的技巧，而忽视了在患儿住院期间父母的参与。如果患儿在住院治疗期间父母就参与孩子的照顾，那么在出院之后，父母对患儿的照顾能力和信心都会增加。有研究表明，父母获得照顾能力认可及信心后将对孩子产生积极影响。

（四）评审标准

（1）识别至少 2 位患儿的照顾者。

（2）在进入新生儿病房时就需要父母参与患儿出院计划中。

（3）对患儿照顾者出院准备的正式评估，包括评估照顾能力、评估心理社会准备度、评估可及的资源。

（4）评估患儿照顾者的学习需求。

（5）评估患儿照顾者对教学形式的需求。

（6）根据评估内容为患儿照顾者提供个体化的早产儿出院知识指导。

（7）评价对患儿照顾者出院准备度指导的效果。

（五）评估父母的需求

住院期间当患儿病情稳定后，护理人员应鼓励父母参与对患儿的照顾，掌握基础护理技能，学习观察并理解新生儿的行为表现，提升他们照顾的自信心和能力。护理人员对患儿护理有专门的指导和特殊的技巧，更关注父母及家庭的需求，将父母视为孩子的主要照顾者，了解孩子的医疗信息，评估家庭环境、背景、文化信仰，提供有针对性的建议，寻求父母的合作和支持，促进父母角色的认同，帮助改善父母和孩子的关系，促进良好的互动。据调查，患儿父母关注的重点在于了解孩子的行为表现，包括以下几点。

（1）生长发育的参考值。

（2）照顾新生儿的技巧。

（3）喂养、排泄等生理需求。

（4）特殊的治疗需求，如口服药、氧疗等。

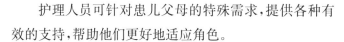

护理人员可针对患儿父母的特殊需求，提供各种有效的支持，帮助他们更好地适应角色。

（六）评估患儿父母心理、社会及资源准备度

由于住院时间过长，家属往往会出现分离的焦虑和紧张；不了解住院环境、担心医护人员未能很好地照顾自己的孩子；长期住院，经济负担太重，出院后也不知要给孩子一个怎样的生活环境；住院期间，家属不能及时了解病情，可能对所有治疗和操作夸大想象，导致对疾病的预后恐惧。此时，父母往往不能有效地利用好可获得的社会资源，从而导致对社会支持的利用度低。

有研究表明：社会支持水平越低，患儿父母的焦虑、抑郁情绪越严重，心理压力越大。除了传统的心理干预，国外部分学者提出了一些具有针对性的社会支持措施，如信息支持、群体干预等，并取得了一定的成效，提示家庭成员、亲戚、朋友、同事及组织等对住院患儿父母的支持、理解和帮助有助于增进他们的心理健康水平。患儿病危期间，父母更是敏感、多疑、脆弱，母婴分离使父母产生不确定和恐惧不安的感觉，医护人员在护理早产儿的同时，也需评估父母的心理，父母积极参与交流，主动寻求帮助，增强积极应对能力，主动发掘及依靠可利用的社会支持系统，充分调动一切社会力量，减轻心理压力，摆脱不良情绪，为迎接宝宝出院做好准备。

（七）评估父母的能力

针对患儿的出院，制订严格的出院标准，其中包括重

点评估父母的照顾能力和家庭背景,针对父母的不同特点和需求,护理人员提供有效的支持和合作,帮助父母拥有独立照顾患儿的能力。护士有责任支持患儿父母,教会他们如何正确地护理自己的孩子,并有责任评估父母的准备情况,包括自身的准备和家庭的准备,以确保患儿安全出院。患儿护理内容包括沐浴、抚触、喂养和紧急情况处理能力等。

(八) 出院计划

出院计划是一种既定步骤的过程,分为 4 个阶段。

(1) 评估期:患儿及家属各种问题及需要的评估。

(2) 计划期:依据评估结果列出适合个案的出院计划内容。

(3) 执行期:提供必需的服务,包括指导新生儿家属及照顾者护理的知识及技巧,必要时则提供适当后续照顾社区资源的转介。

(4) 后续追踪及成果评价。

(九) 邀请父母参与出院计划的制订,共同设置居家延续护理内容

根据 FIC 的基本原则,父母是患儿主要的照顾者,而不仅仅是"拜访者"。医护人员应该营造宽松支持的环境,让患儿父母主动参与到医疗护理过程中来。出院前根据每例患儿的病情及家属需求,共性问题进行统一培训,个性问题提供个性化服务。分阶段为患儿家属提供相关支持,层次递进地帮助家属实现患儿从医院到家庭

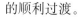

的顺利过渡。

共性问题包括以下几项。

（1）母乳喂养、强化喂养及何时添加辅食等。

（2）穿脱衣服、盆浴、游泳、更换尿布、婴儿抚触及按摩、测量体温的方法、喂养用具的消毒等。

（3）患儿异常反应的观察及紧急情况的处理。

（4）患儿出院前家庭环境的准备、居住环境的准备、居住环境的温度及湿度。

（5）早期干预方法。

（6）新生儿预防接种的时间。

（7）新生儿常见疾病的观察与防治，早产儿眼底筛查和听力筛查的重要性。

（8）早产儿纠正胎龄生长发育情况及干预方法。

（9）根据父母的需求，延续护理护士通过建立 QQ群、微信群、电话随访及返院新生儿护理专科门诊咨询等方式对出院患儿进行评估。

（10）组织新生儿父母沙龙活动，根据新生儿父母关注的问题，请新生儿科专家开展新生儿发育、新生儿喂养、新生儿疾病、新生儿护理及早期教育专题讲座。

四、家庭参与式护理的要求

患儿父母在家庭参与式护理中，基本要求独立完成患儿的生活护理，得到护士的检验和肯定，并向护士学习智护训练等高级内容。

(一) 熟练掌握母乳喂养的亲喂技巧

1. 含接姿势的七个要点

(1) 嘴张得很大。

(2) 下唇向外翻。

(3) 舌头呈勺状环绕乳晕。

(4) 面颊鼓起呈圆形。

(5) 早产儿口腔上方有更多的乳晕。

(6) 慢而深地吸吮,有时突然暂停。

(7) 能看或听到吞咽。

2. 如何评估是否为有效吸吮

早产儿每日排尿＞6 次,排便 4～6 次,体重增长应＞15 g/kg·d。

3. 促进乳汁分泌的方法

(1) 频繁有效地吸吮:新生儿频繁有效地吸吮,可以促进母亲泌乳素的分泌,增加泌乳量是母乳喂养成功最有效的方法。当母婴分离,或早产低出生体重儿无吸吮能力时,可以使用再现新生儿吸吮频率、能够类同生理性刺激乳房的手动或电动吸奶器,通过自由调节吸奶频率和力度吸吮乳房,促进乳汁分泌。在母亲乳汁分泌不足的情况下,新生儿吸吮完母乳后,也可使用吸奶器吸吮10 分钟,可促进乳汁分泌,增加乳汁分泌量。

(2) 吸奶器使用方法:分娩后 6 小时内用电动吸奶器按摩刺激乳房,3 小时一次,每侧乳房吸吮 3～5 分钟,两侧乳房交替进行,每次持续时间 15～20 分钟。

（二）掌握早期干预方法

提供舒适环境和体位,可促使患儿认知能力、智力、反应能力的提高,有助于患儿神经、精神发育和发展,充分发挥患儿的潜能,赶上正常新生儿。

详见本章第三节。

（三）袋鼠式护理

参见本章第三节。

（四）症状体征的观察

1. 面色

详见本章第三节。

2. 经皮氧饱和度

详见本章第三节。

3. 呼吸

详见本章第三节。

4. 腹部情况的观察

详见本章第三节。

5. 大便的观察

详见本章第四节。

6. 腹泻

详见本章第四节。

7. 便秘

详见本章第四节。

（五）黄疸

部分患儿会出现黄疸,良好的喂养可预防黄疸,应确保早产儿每日喂养 8～12 次。同时要指导照顾者学会观察黄疸情况。

（1）将患儿抱到离窗近的地方，避免太阳直射，观察皮肤、巩膜（眼白）黄疸情况，注意避免在灯光和有颜色的灯下观察，以免影响观察结果。如患儿胸部或腹部发黄，或感觉黄疸加重了，应及时就诊，监测胆红素值。

（2）观察患儿是否有以下情况：是否很困倦，不易被叫醒喂奶；易受惊扰、吃睡都不好；疲惫、软弱无力；僵硬，尤其是四肢；颈背角弓反张；高调、尖声哭泣。如出现上述情况应及时就诊。

五、指导父母学习窒息复苏急救

详见本章第四节。

六、意外简单处理及预防

（一）学会气道梗阻时的急救方法

当新生儿出现气道梗阻时，应使用背部拍击法或胸部冲击法将气道梗阻物取出，可指导父母学会以下简单操作。

（1）将新生儿面朝下，放在前臂上，用手托住新生儿的头部和下颌。

（2）用另一只手的手掌根拍击新生儿两肩胛骨之间的区域，共拍击 5 次。

（3）如果拍击 5 次后，梗阻物还未掉出，则将新生儿翻为面朝上,并托住他的头部。

（4）用另一只手的 2 根手指按压胸部 5 次,按压部位与 CPR 部位相同(将 1 只手的 2 根手指放在胸骨的乳头连线下缘水平)。

（5）重复拍击后背和冲击前胸各 5 次,直至新生儿可以呼吸、咳嗽或哭泣。

（二）做好家庭日常护理中意外发生的宣教

（1）不在新生儿哭泣或大笑时喂奶;不等新生儿饿极了才喂奶,新生儿吃得急,容易呛;新生儿吃饱了,不可强行再喂,强迫喂奶容易发生意外。

（2）一定要边喂奶边观察新生儿面色表情,母亲的乳房不可堵住新生儿的口鼻,若新生儿的嘴角溢出奶汁或口鼻周围变色发青,应立即停止喂奶。若是早产儿发生过呛咳更应加强观察。

（3）对于经常吐奶的新生儿,在喂奶后要轻轻拍他的后背,待胃内空气排出后,再把他放在小床上,新生儿睡熟后,家属要在旁边守护一段时间。

（4）夜间给新生儿喂奶最好坐起来,在清醒状态下喂完,然后待新生儿睡着后,方可安心去睡。

（5）给新生儿喂奶时,切忌让他仰着喝,常吐奶的新生儿不要佩戴带塑料结构的围嘴,因它容易卷起堵住新生儿的口和鼻。

（6）天气寒冷带新生儿外出时,在包裹新生儿严实的同时,一定要记住留一个出气口。

（7）让新生儿俯卧时照顾者千万不能走开,要在旁边查看早产儿是否吐奶,呼吸如何,旁边有无可能堵住早产儿口鼻的东西,当有事离开时,一定要将新生儿翻转过来。

（8）让新生儿独自盖一床厚而轻的小棉被在自己的小床上睡,不要和母亲同睡一张床。

七、安全防范

（一）哄抱新生儿

新生儿又小又软,很多父母不敢抱,尤其是新手照顾者,教会父母抱姿的要点,克服害怕心理。

（1）抱新生儿的时候,头部一定要放在大人的肘关节处,前臂内旋环绕早产儿躯干。

（2）另一只手托住新生儿的臀部,让新生儿在怀里呈一条直线。

（3）如果新生儿在床上需要抱起来的时候,根据抱的习惯,一只手托住新生儿的头颈处。手掌托住颈部,示指和中指托住新生儿的头部。另外一只手托住新生儿的臀部然后胳膊向内旋,把新生儿的头部送入肘关节处,让新生儿的身体和头部呈一条直线。

（4）新生儿需要安抚的时候可以抱哄,即有节奏的晃动,保持新生儿的头不受束缚的小幅度轻微摇晃,这与新生儿在子宫内的感觉非常相似,可以帮助新生儿启动耳中的"运动感官",从而激活安抚反射。注意：禁止剧烈摇晃!

剧烈摇晃：是指瞬间以不当的方式剧烈摇晃婴幼儿，或长时间无数次地快速摇晃婴幼儿。可能的危害：导致脑损伤、麻痹、脊椎损伤、失明或眼睛受伤、癫痫发作、颅骨或椎体骨折等，甚至会让新生儿有生命危险！

（5）不要做以下危险动作：

1）以剧烈摇晃的方式安抚新生儿。

2）在空中抛接早产儿，将新生儿抛到床上。

3）抱着新生儿旋转。

4）让新生儿坐在大人膝盖上，往后用力翻躺。

5）不要过度依赖摇篮，控制使用的时间与摇晃的程度。

（二）睡眠姿势

（1）仰睡：4个月以内的新生儿最安全的睡姿是仰卧位，这是有助于减少新生儿猝死综合征危险发生的最安全的姿势。但必须头偏向一侧，防止因溢奶造成窒息。

（2）侧睡：如果新生儿经常吐奶，要让他侧卧，以免吐出的奶堵住口鼻引起窒息，或经鼻腔进入呼吸道引起吸入性肺炎。

（3）俯卧：容易引起新生儿猝死综合征，需要在专业人员看护下进行，不建议居家使用这种睡姿。

（三）睡眠安全

（1）同屋分床睡：和新生儿照顾者睡一个房间（6个月以内），但不能同睡一张床，因为大人睡得过熟，会压住新生儿，或大人的被子堵住新生儿口鼻，会引起窒息。大一点的新生儿呼吸困难时，能下意识地反抗，但一两个月的小婴儿是没有这种能力的。

（2）婴儿床的要求：符合安全指标，栏杆要高于 60 cm，以防新生儿摔下来，栏杆的间隙合适，过大脚容易滑出来，过小则容易困住新生儿的胳膊和腿。

（3）床上用品：床垫最好使用棉质毯子和被子，不能使用羽绒被，新生儿头部周围避免堆衣物和玩具，以免堵住新生儿口鼻，引起窒息。床头放缓冲垫（床围），其功能为挡风和保护头部。注意不要用枕头、毛毯等代替，因为这些东西放不稳，会倒下来压住新生儿，引起窒息。

（四）居家环境安全

（1）安静舒适、光线柔和。室温一般在 24～26℃，湿度 55％～60％。室内须阳光充足，空气流通，每日通风。避免高分贝声音的刺激，使用甲醛含量低的环保家具，不在室内吸烟。

（2）新生儿睡眠的时候要保持温暖，但不要太热。避免睡在空调的风口下，严禁给新生儿使用热水袋。

（3）警惕捂热综合征：此症是由于过度保暖、捂闷过久引起新生儿缺氧、高热、大汗、脱水、抽搐昏迷，乃至呼吸、循环衰竭的一种冬季常见急症，特别是 1 岁以内的婴儿，若不注意科学护理，最易诱发此症。

（4）锐器损伤或意外伤：有棱角、尖锐的居家物品应远离新生儿，还应防止母亲手指甲、首饰造成新生儿划伤，新生儿的指甲也需定期修剪，不宜过长。

（5）避免头发-止血带综合征的发生，这是由于头发或细线等缠绕在手指或脚趾上,引起的一个或多个手指或脚趾的压迫症状,常因局部组织缺血坏死引起肿胀疼痛,新生儿哭吵不安。

（6）拍照不用闪光灯;避免强光直射双眼,婴儿床头不宜使用床头灯;母亲不宜涂指甲油;不在衣服上使用别针;衣物忌放樟脑。

（五）外出安全

（1）外出时带好新生儿必备用品,避免去人多拥挤的公共场所,预防感染。

（2）外出时家属要把新生儿看管好,要在视线范围内,尽量不要让陌生人抱新生儿。

（3）推车的安全使用:使用前进行安全检查;使用时,两侧的滑轮锁必须处于完全锁好的状态;乘坐的时间以每次 30 分钟至 1 小时为宜。

（4）汽车内的安全:所有<2 岁的婴幼儿必须使用后向式新生儿汽车安全座椅;新生儿可以在安全座椅中采用半倚靠的体位;不应该给进入安全座椅的新生儿穿太厚的衣服,体积大或是笨重的衣服在车祸中会被严重压缩,这会增加新生儿受伤的风险;绝对不允许将新生儿单独留在汽车内!

八、用药护理

（一）新生儿母亲哺乳期用药

哺乳期需要用药时,所有的母亲都会很紧张,无法说服自己去服用药物,尤其是看到说明书上的不良反应、副作用等,同时也会产生很多疑问。护士要做好安全用药的宣教及用药注意事项。

文献报道,哺乳期妇女用药后,仅有<1%的药量最终进入母乳,进而被新生儿摄入体内。

1. 镇痛药

大多数镇痛药对哺乳期的母亲或新生儿极少或几乎没有危险。

(1) 对乙氨酰基酚(扑热息痛):新生儿可通过氢硫化物旁路结合代谢大多数对乙氨基酚。因此,哺乳期母亲可以放心使用此药。

(2) 非类固醇类抗炎药:此类药物在乳汁中的水平极低,尤其是布洛芬和双氯芬酸(扶他林),没有对母乳喂养新生儿不利的报道出现。

(3) 阿司匹林:当母亲长期使用大剂量阿司匹林治疗时,会在新生儿身体中有所累积,并有引起代谢性酸中毒的可能。因此,最好还是选择半衰期较短的对乙酰氨基酚和非类固醇类抗炎药作为哺乳期母亲的止痛药。

2. 抗感染药物

大多数抗感染药物在母乳喂养期是可用的。然而,即使是被认为安全的抗生素,偶尔也可用引起新生儿的胃肠道反应。

(1) 青霉素和头孢类抗生素:除有少数母乳喂养早

产儿出现腹泻的报道外,青霉素和头孢类药物对新生儿几乎没有不利影响。

（2）大环内酯类：红霉素是儿童常用药物,当哺乳期需应用大环内酯类抗生素时,首选红霉素。

（3）磺胺类药物：磺胺类药物可与胆红素竞争白蛋白,一般不用于新生儿期。如果母亲必须用磺胺类药物,磺胺异噁唑是分泌到乳汁中最低的磺胺类药物。

（4）甲硝唑：母乳喂养期间应当尽可能避免应用甲硝唑,但不是绝对禁忌。如果要使用,尽可能应用单剂（2 g）,同时泵出丢弃乳汁 24 小时。

（5）心血管药物：贝那普利、卡托普利、依那普利等抗高血压药进入乳汁的浓度极低,不致引起新生儿不良反应。肼苯哒嗪、甲基多巴、普萘洛尔亦可安全使用。

（6）其他药物：胰岛素在胃肠道破坏,对新生儿无影响,故哺乳期可安全使用；肾上腺皮质激素对新生儿无影响,可安全使用。

（7）哺乳期禁用药物：雌激素类避孕药、抗焦虑药和镇静剂、四环素、氯霉素药物,会影响新生儿发育,应避免使用。

3. 哺乳期用药注意事项

（1）不可自己随意乱服药：有些药物对新生儿是安全的,有些药物却会产生不良甚至非常严重的反应,如病理性黄疸、发绀、耳聋、肝肾功能损害或呕吐等,所以,哺乳期母亲一定要慎重使用药物。需要用药时,应向医生说明自己正处于哺乳期。

(2) 应给予最低的有效量:乳汁中药物浓度和服药剂量有关,所以哺乳期用药给予最低的有效量,这样尽可能降低乳汁中的药物浓度,以减少对新生儿的影响。

(3) 不应随意中断哺乳:一般来说,乳汁中的药量很少超过摄入量的 1‰~2‰,一般不至于给新生儿带来危害。所以服用的药量不大或药物不良反应不太大时,不应中断喂奶。

(4) 服药后调整哺乳时间:如果哺乳期需要用药,而且是一种比较安全的药,应在哺乳后立刻服药,并尽可能推迟下次哺乳时间(最好间隔 4 小时),以最大限度地减少新生儿吸入的药量。

(二)新生儿用药

FIC 中要床旁指导父母掌握口服药的准备和喂药注意事项。

1. 喂药前的评估

(1) 首先对父母的心理评估,告诉父母对所服药物的相关知识,指导合理用药,减少不良反应。一些新生儿由于疾病原因可能不能口服用药,需要胃管滴注,需要向父母解释清楚,并做好心理支持。

(2) 其次要指导父母协助评估新生儿的意识状态、吞咽能力、有无恶心呕吐等,选择合适的给药时间和方式。

2. 口服药的准备

（1）保证用药剂量准确，根据体重计算口服药量时，由于新生儿体重变化幅度较大，需要密切监测体重变化，以便更改药量。

（2）新生儿用量较少，液体类型药物可通过滴管或注射器来抽取，以达到精确用量，防止用药差错的发生。

（3）尽量选用有儿童专用剂型的药物，以免给药剂量不精准。若无儿童专用剂型，应按照儿童用量进行药物切割，片剂割分，像切苹果一样（图 3‑6）。

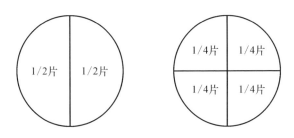

图 3‑6　药片剂量

若需要其他的剂量，可以依次类推进行分割，若需要分割的剂量小于 1/8 片时，建议用温开水将片剂全部溶解，再取溶解后的剂量计算。

滴剂：滴管上有刻度，按药物说明或医嘱指导使用剂量。

油剂：一般都是一粒，直接从嘴角挤入口中喂养。

3. 指导喂药方法

（1）奶瓶喂药：把药水或将药粉溶于温开水，倒入奶瓶，让新生儿像吸奶一样服药。

（2）口服喂药：先碾碎药片，倒入温开水溶解。然后用 2 ml 注射器抽吸药液，将新生儿头部抬高，头偏向一侧，垫好纱布，左手固定新生儿头部并轻捏双颊，药液由嘴角慢慢滴入，防止呛咳。

（3）胃管滴注：需要胃管滴注的新生儿进行喂药前，先检查胃管是否在胃内，防止药液进入发生误吸，然后将新生儿头抬起 $30°$，用 20 ml 空针抽吸已溶解好的药物，鼻饲时将注射器悬于新生儿头上方 15～20 cm 处，让奶液自然流下而非加压流入，最后用少量空气将管道内余量全部送入胃中。

4. 给药时间

一般服药时间与吃奶时间错开，药物不能加入奶中一起喂，因为两者混合后可能出现凝结现象，降低药物疗效。大多数抗生素应空腹服药，与奶同服时会延缓其吸收，有时会降低药效，如头孢克洛、红霉素和阿奇霉素；刺激食欲、促进胃动力或保护胃黏膜的药物，宜在奶前服用，如多潘立酮混悬液。止泻药物，如蒙脱石散对胃黏膜有保护作用，需要空腹服用，且与其他药物相隔 2 小时；蒙脱石散如与益生菌联合用药，则应先服用益生菌，以免影响吸收作用。对胃黏膜有刺激的药物，包括非甾体抗炎药（如布洛芬、吲哚美辛、对乙酰氨基酚）、类固醇药物（如泼尼松龙和地塞米松）、脂溶性维生素如鱼肝油等，也宜奶后服用，避免空腹服用时过快吸收；味道较强烈的特

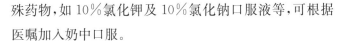

殊药物,如 10％氯化钾及 10％氯化钠口服液等,可根据医嘱加入奶中口服。

5. 用药前后观察

(1)呛咳、误吸:新生儿药量虽少但并不配合,在服药的过程中,应注意缓慢喂药,并且观察新生儿吸吮动作及面色、反应等情况。如发生呛咳,暂停喂药,并轻轻叩击背部。如有分泌物及时清理,防止分泌物误吸,引起吸入性肺炎。

(2)呕吐:新生儿胃排空常较慢,胃部呈水平位,易发生呕吐。药物一般较苦,或有异味,或服用过快等均可引起新生儿胃部不适、呕吐。若遇新生儿将药物吐出,应注意及时清理呕吐物,防止窒息。并通知医师,根据呕吐的时间,呕吐物的性质、量等情况,判断服用药物是否吐出,以判断是否需要补服药物。

九、智护训练

(一) 患儿出院后的居家护理重点

1. 保证充足的营养

以早产儿为例,早产儿的新陈代谢率是成人的 2 倍,母乳喂养或配方奶喂养的早产儿在喂养时都需要注意营养素的强化,达到早产儿追赶生长的需求,应选择专门的早产儿配方或母乳营养添加剂。

2. 营养素补充

一般生后数天内开始补充维生素 D800～1 000 IU/d,

3 个月后改为 400 IU/d,出生后 2～4 周开始补充铁元素 2 mg/(kg·d),上述补充量包括配方奶及母乳强化剂中的含量,酌情补充钙、磷、维生素 A 等营养素或遵医嘱。

3. 监测评估

保持对生长发育的监测和评估,定期监测体重、身长、头围的增长速率,对照生长曲线,评估发育状况。评价生长发育要使用矫正年龄,若大于 28 周出生的使用矫正年龄评估至 24 月龄,小于 28 周出生的早产儿使用矫正年龄评估至 36 月龄。

4. 注意家庭环境

室内温度保持在 24～26℃,晨间护理时保持在 27～28℃,湿度 55%～65%,同时注意关注空气的质量。集中护理,动作轻柔,注意观察婴儿的反应,避免过度的刺激,可使用鸟巢式铺垫,注意光线明暗,昼夜有别,采用袋鼠式抱姿,帮助宝宝更易于进入安静状态。保证睡眠质量,逐步形成规律性的生活。

(二) 早产儿的智护训练

对早产儿来说,早期训练至关重要。因为孕晚期的胎儿脑发育非常迅速,最后 6 周胎儿脑容量增加 35%;怀孕的后 1/3 阶段,大脑皮层体积增加 4 倍;早产干扰了脑发育的进程,此阶段如何促进脑的发育对今后的发展也很重要。

1. 早产儿进行早期智护训练的意义

对早产儿进行早期训练可预防智力低下的发生,对于无脑瘫且出生胎龄大于 28 周的早产儿,科学的早期训练,可以帮助早产儿在 2 岁时,智力发育指数比非训练组高 14.6 分,甚至超过了正常新生儿组,且没有智力低下的发生。实践证明,通过对早产儿进行一系列运动、智力、体格等的训练,对促进早产儿的早期发育有着至关重要的意义。

2. 智护训练的实施

(1) 早产儿智护训练适用于早产儿矫正年龄尚不足月,或足月后能力达不到标准的宝宝使用,也可根据宝宝的体格和承受能力调节组合项目,不要求一次全部完成。

(2) 早产儿视觉引发训练包括以下事项。

1) 早产儿视觉仍在发育中,有效的视觉刺激可以促进视觉发育。在安静觉醒的状态,一手托住宝宝呈 45°,另一手用红球距眼睛 20 cm 引导宝宝注视,从中线开始慢慢向两侧移动,左右达 60°即可,追视好的可至 90°。

2) 如多次刺激后发现确实不能注视红球,可用红光(裹红布的手电筒)刺激,每次分别照射两眼数次,引发视觉反应。

3) 视觉引发训练从 36 周以后开始,在安静觉醒状态下进行视觉引发训练,注意不能有声音,每次时间不宜过长,每日 2～3 次。使用红色海绵球,直径约 6 cm,大小适中,便于父母掌握操作。海绵材质,柔软有弹性,避免伤害新生儿。红色符合新生儿视觉发育特点,更易吸引宝宝注意。

（3）早产儿听觉引发训练包括以下事项。

1）早产儿已经具备了一定的听觉能力,对高频的声音反应敏感。早期的听觉刺激对大脑发育有着重要的意义。在安静觉醒的状态,一手托住宝宝呈 45°,另一手用沙锤在耳旁 10～20 cm 处轻轻摇动,或母亲在宝宝耳旁轻轻呼唤宝宝转头,先一耳,再另一耳,两侧轮流进行。

2）训练时注意室内不能有其他声音,不能有视觉影响,一侧时间不能超过 20 秒,避免习惯化。沙锤,弧形手柄设计,尺寸适中,便于父母操作和宝宝抓握。训练时要纯净无杂音,声音柔和,分贝适中,符合新生儿听阈范围,才易引起新生儿的注意。

（4）视听结合训练,可帮助早产儿学习最初的交往能力。早产儿父母面对他们的孩子,在距离约 20 cm 处,与之对视对话。如早产儿注视好,可一边呼唤昵称,一边慢慢将头部向两侧移动。注意面部表情应丰富,语言应亲切、柔和。

（5）全身按摩,以触觉刺激为主,可促进大脑发育,促进血液循环和体重追赶成长。

1）准备活动:将早产儿平放在台子上,双手涂按摩油。

2）头部按摩:多指指腹在头顶由前向后按摩 4 个 8 拍。

3）面部按摩:两指(中、食指)指腹在额部从中线向

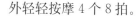

外轻轻按摩 4 个 8 拍。

4）四肢按摩：双手从早产儿的手腕向上按摩 4 下，从脚踝向上按摩 4 下，各 2 个 8 拍。

5）胸部按摩：用四指指腹自胸部中线开始由下而上环形按摩，2 个 8 拍。

6）腹部按摩：用手掌轻轻顺时针按摩腹部，两手交替 4 个 8 拍。

7）注意事项：放早产儿的平面要柔软舒适，铺垫适中，室内温度为 26～28℃。

早产儿皮肤娇嫩，注意皮肤的保护（手部一定润滑、修指甲、无饰物）。时间视宝宝的体质情况掌握，注意力度需轻柔，密切观察早产儿的状态。

十、特殊新生儿的照护

（一）造瘘口的更换和护理

造口患儿往往需要营养支持一段时间后进行二次手术，在这期间造瘘袋的更换频繁（平均每 3 天需要更换 1 次），所以要指导父母进行造瘘袋的更换。学会造口护理非常重要，避免部分新生儿仅为造瘘袋的更换而需长期住院的现象。

1. 做好父母的心理护理

患儿父母因年龄、文化修养、职业、宗教信仰的不同对造口手术的认知及接受程度存在差异，可有针对性地给予心理疏导，鼓励父母建立一种积极的心态。

149

2. 指导父母进行造瘘袋的更换

（1）准备用物（图 3 - 7）：造瘘袋、防漏膏、造瘘粉、3M 液体敷料、剪刀、棉签、生理盐水（或温开水）。

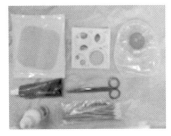
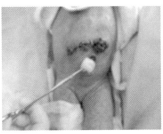

图 3 - 7　准备用物　　图 3 - 8　移除旧造口袋

（2）移除旧造口袋（图 3 - 8）。

（3）观察造口及周围皮肤（图 3 - 9）。掌握观察要点：观察排泄物质地，造口的颜色、黏膜温度或大小是否发生变化，造口周围皮肤有无出现发红、发炎或者红疹等变化。

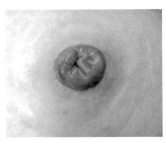
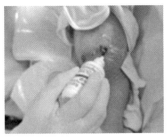

图 3 - 9　观察造口及周围皮肤　　图 3 - 10　保护造口周围皮肤

（4）保护造口周围皮肤，适量使用造瘘粉以保护皮肤，用棉签抹开抹匀（图 3 - 10）。

（5）然后喷皮肤保护膜（图3-11）。

（6）测量造口大小，见图3-12。将底盘剪成与造口大小相适应的尺寸。

6～8周内，造口的大小会有所改变，所以每次

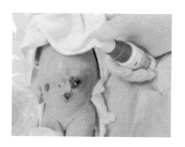

图3-11　喷皮肤保护膜

更换造口袋时都应该测量造口大小。需要将造口袋修剪到适合造口的大小，保证开口能很好地显示造口且开口应该比造口大1～2 mm，这样可以避免开口边缘割到造口引起黏膜出血。

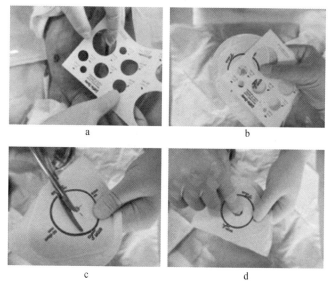

a

b

c

d

图3-12　测量造口大小(a～d)

（7）涂防漏膏（图3-13）。

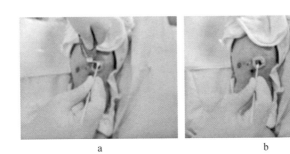

a   b

图3-13　涂防漏膏的步骤(a～b)

（8）粘贴新的造口袋（图3-14）。

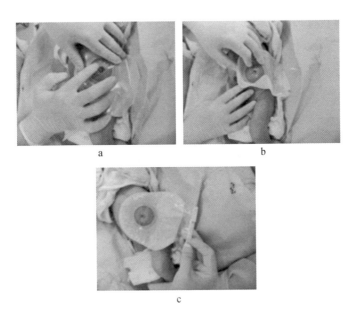

a   b

c

图3-14　粘贴新的造口袋(a～c)

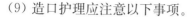

（9）造口护理应注意以下事项。

1）患儿啼哭时,造口颜色可能会转为暗红色或淡白色,当停止啼哭时,造口黏膜的颜色会立即恢复正常的鲜红色。提醒父母,若颜色持续为暗红色或有任何异常,应立即就医。造口因接触或者摩擦有少许出血是正常的。

2）更换造口袋每日最好不要超过 1 次,过于频繁地更换造口袋会对皮肤造成刺激。及时护理好皮肤的红疹或者皮炎。造口袋底盘下面应避免粉、油、面霜、乳液等,这些会导致底盘与患儿皮肤不能很好地贴合。

（10）倾听患儿父母的问题,有针对性地给予心理疏导,鼓励父母建立一种积极的心态,鼓励参加造口联谊会和其他社交活动。告知父母学习自我护理的重要性,坚定地表示将陪伴他们共同完成学习。

（二）慢性肺病早产儿的拍背与氧疗

支气管肺发育不良（broncho puhnonary dysplasia, BPD)是指氧依赖（>21%）超过 28 天的新生儿疾病,是早产儿尤其是小早产儿呼吸系统常见并发症之一。早产儿肺发育不成熟、长时间吸氧及机械通气、肺部感染等是 BPD 发生的主要因素。父母面对护理问题较多的合并 BPD 的早产儿,往往非常焦虑,需要在专业指导下学习居家照顾护理技术。

1. 环境

避光避声,为早产儿提供一个相对安静的环境,减少噪声对早产儿的影响,说话、走路、操作均应轻轻地进行。

2. 体位

提倡多种睡眠姿势(包括仰卧、俯卧、侧卧),尽可能地多让父母进病房陪伴他们的孩子,告知袋鼠式护理对BPD早产儿的重要性,坚持至少每日两次,每次至少 1 小时的袋鼠式护理。BPD早产儿往往伴有一侧或双侧肺不张,宜勤翻身拍背。此外临床实践证明,多取俯卧位有助于减轻心脏对肺的压迫而缓解对肺的局部受压,改善通气与血流比值,改善膈肌运动,还有利于肺内分泌物的引流。

3. 保持呼吸道通畅,及时清除呼吸道分泌物

手把手教会父母予拍背排痰,拍背的手应微微蜷起,形成中空状,力度要轻柔,以不引起背部摆动为宜,频率为 100 次/min,拍背顺序由下而上,由外而内,时间要短,并严密观察早产儿的面色、呼吸、咳嗽情况。吸痰压力不超过 13.3 mmHg,每次吸痰时间不超过 15 秒。

4. 氧疗的护理

BPD早产儿氧疗是一个长期的过程,目的是以最低氧浓度维持血氧分压>50 mmHg,以缓解低氧性肺动脉高压,维持生长发育需求。家庭氧疗可作为长期住院治疗的安全过渡方式。住院期间可指导父母家用制氧机的操作方法,给氧过程中密切监测早产儿脉搏、呼吸、面色及 SpO_2,使 SpO_2 维持在 85%～93%,正确设置报警值。

(1) 若 SpO_2>93%,逐步下调氧流量直到停氧,避免高氧对早产儿视网膜的损害;若吸氧情况下 SpO_2<85%,安静状态下脉搏>180 次/min,伴有呼吸异常及面

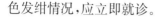

色发绀情况,应立即就诊。

(2) 吸氧导管及鼻塞每日更换,保持清洁干燥,防止分泌物阻塞,如有污染或阻塞时立即更换。湿化瓶中的湿化水使用温开水,可以保证氧气湿化过程中不会被细菌侵入,湿化瓶中的水每 24 小时更换,以减少细菌的滋生,保持水质,从而提高早产儿使用家用制氧机的疗效。

(3) BPD 早产儿肺功能差,吃奶后常有青紫及气促,吃奶前后要适当上调吸入氧浓度,使 SpO_2 稳定在 $90\%\sim93\%$,数分钟后调回原来的吸入氧浓度。随着肺部病变好转、肺功能改善,逐渐过渡至吃奶前后低浓度吸氧、其余时间不吸氧,直至完全停止吸氧。

(三) 腭裂患儿的喂养

1. 做好父母的心理支持

针对性地对父母进行个体培训和心理疏导,鼓励父母积极心态。

2. 指导父母唇腭裂患儿的喂养护理

喂养方式有母乳、特殊奶瓶、汤匙、鼻饲喂养等,对于不同唇腭裂患儿畸形程度不同,选取不同的喂养方式。

(1) 母乳喂养。对于单纯唇裂或轻度腭裂的患儿,通常不会阻碍母乳喂养,或者腭裂仅仅位于硬腭处,提倡指导母亲进行母乳喂养,柔软的、延伸性好的乳房喂养时可以堵住裂口。

(2) 特殊长奶嘴的使用(图 3 - 15)。

1) 当患儿双侧唇裂或唇腭裂严重时,吸吮力较差,

155

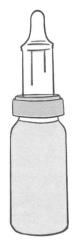

**图 3‑15
特殊长奶嘴**

不能自然从母亲乳房吸取足够乳汁,就需要选择特殊奶瓶进行喂养。奶嘴以唇腭裂专用柔软度良好的加长硅胶奶嘴为最好,大小根据患儿情况进行选择,过大或过小都会引发患儿呛咳、误吸或吮吸困难。由于唇腭裂患儿吮吸能力较弱,奶瓶选择可以挤压的质地软而支撑性能好的塑胶奶瓶,可以通过挤压形成压力,控制奶液的流速,减轻吸吮困难。

2) 使用要点:特殊长奶嘴三档不同流速可满足患儿的各种需求。首次使用最小流量让患儿适应奶嘴,再慢慢增加,可防止乳汁喷涌,避免呛奶。根据患儿吸吮能力调节乳汁流速,可旋转喂奶器使刻度线(最短、中等或最长)指向患儿的鼻子。如患儿需要帮助,可轻轻挤压和释放奶嘴,帮助患儿吸吮,待患儿吞咽后,才能再次挤压。

(3) 汤匙喂养。唇腭裂严重患儿不能采用母乳或奶瓶喂养,使用汤匙干预喂养,能够对患儿的吞咽、吮吸产生刺激作用,帮助患儿进食多样化的流质、半流质和软质食物,使患儿口腔和面部得到完善的发展。汤匙喂养时,尽量采取少量多次、缓慢进食喂养的方式,每次使用平底勺盛少量食物,放于患儿唇边,培养患儿的进食反射,主动进食汤匙内的食物,同时观察其吸吮和吞咽动作,防止因喂食过快、过多而引起呛咳。

（4）鼻饲喂养。唇腭裂严重患儿,对吸吮、吞咽能力低下者,为保证供给足够的能量,必要时需留置胃管,采取鼻饲喂养。

1）奶液于喂养前 15 分钟加热后使用,38～40℃为宜。

2）每次鼻饲前都应检查胃管是否在胃内,以防将奶液注入气道发生意外。

3）患儿取半卧位,鼻饲时将注射器悬于患儿头上方 15～20 cm 处,拔去注射器活塞后让奶液自然流下而非加压流入,最后用少量空气将管道内余量全部送入胃中。

4）评估潴留量:最新喂养指南已经不建议常规抽胃潴留液,但患儿若喂养不耐受,腹胀明显者需要抽取并评估潴留液的色、质、量,潴留物呈绿色或咖啡色时则需暂停鼻饲,及时来院就诊。观察大便性状,糊状或水状大便提示喂养不耐受。

5）胃管常规每 7 天更换 1 次,若出现滑脱,需及时至医院更换,不可自己插入。

6）鼻饲的患儿应加强口腔护理,预防口腔感染。

关键注意点:每次鼻饲前均需证实胃管在胃内,方可注入,可用下列方法之一证实:接注射器抽吸,有胃液被抽出;将胃管末端放入盛水的碗内,无气体逸出。

（四）特殊仪器设备的使用

1. 监护仪(图 3 - 16)

（1）使用监护仪的目的:

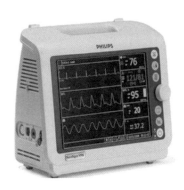

图3-16 监护仪

1）24小时连续监测患儿的生命体征。

2）出现异常及时报警及时发现病情变化。

3）供医生应急处理和进行治疗的依据。

4）完整地反映心脏活动状态及应激状态。

（2）适用对象：病情危重需要进行持续不间断监测心率、脉搏、呼吸等生命体征的患儿，反复发生呼吸暂停的患儿。

（3）电极安放位置及注意事项如下。

1）位置：右上（ra）：右锁骨中线第一肋间

右下（rl）：右锁骨中线剑突水平处

中间（c）：胸骨左缘第四肋间

左上（la）：左锁骨中线第一肋间

左下（ll）：左锁骨中线剑突水平处

2）注意事项：放置心电导联电极前应清洁皮肤，不可贴于乳头乳晕部位，防止组织疏松而造成皮肤撕伤；正确连接监护导联,监护仪上波形稳定,避免导联线被压在患儿身体下;血压和 SpO_2 探头不要放在同一肢体上,以免影响监护效果;每 2 小时更换 SpO_2 探头,防止灼伤及压疮,缠绕时不能过紧,一旦发现探头包裹电线部分损坏或者外露,不得继续使用。

（4）心电监护仪使用过程中报警值的设置规范

1）报警范围设置原则：根据患儿的实际情况,科学设置报警范围并及时调整,避免漏报及无效观察,满足病情观察及治疗的需求。

2）报警范围（表 3-1）。

表 3-1　报警范围

年　龄	心率（次/min）		呼吸（次/min）	
	正常范围	设置报警范围（正常范围 ±20%）	正常范围	设置报警范围（正常范围 ±20%）
1岁内患儿	120～140	100～200	40～50	40～60
1 岁	110～130	90～160	30～40	25～50
2～3 岁	100～120	80～140	25～30	20～35

2. 微量泵（图 3-17）

（1）目的：

1）准确控制输液速度。

2）使药物速度均匀、用量准确。

3）药物安全地进入新生儿体内。

（2）报警设置。

（3）巡视查看输液泵工作状态，及时排除报警、故障。

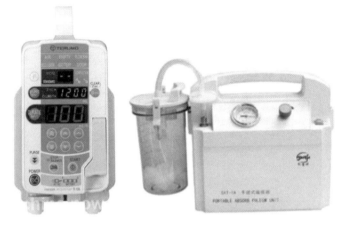

3-17　微量泵　　　　　图 3-18　吸引器

3. 吸引器（图 3-18）

吸痰是临床最常见、最重要的护理工作之一，尤其对建立人工气道、肺部感染严重而呼吸道分泌物多的患者，吸痰已不仅是一种临床护理，而且是非常重要的治疗手段。

（1）吸痰注意事项：

1）评估患儿肺部情况，用听诊器听诊肺部，或用触摸患儿双肺评估分泌物的情况；

2）选择与患儿胎龄、体重相符合的吸痰管型号，早产儿选用 F6，足月儿选用 F8；

3）调节正确负压，与患儿相符，早产儿 $0.01\sim$ $0.03\,\mathrm{Mpa}$，足月儿 $0.02\sim0.04\,\mathrm{Mpa}$；

4）取合适体位，头偏向一侧；

5）先吸鼻腔，再吸口腔，如发现患儿口腔分泌物较多应先吸口腔再吸鼻腔；

6）吸痰管插入不宜过深，出现反射性咳嗽即可；

7）吸痰过程中观察患儿通气功能是否完善，吸出物的性状、量及颜色；

8）若患儿出现呼吸、面色、唇色、血氧饱和度的改变，立即停止吸痰；

9）吸痰管前端容易损伤鼻腔黏膜，因此吸痰过程中需要螺旋形向上提。

4. 雾化器（图 3 - 19）

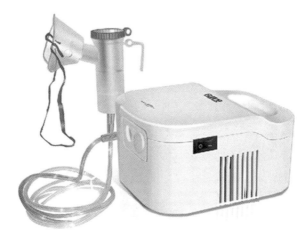

图 3 - 19　雾化器

雾化吸入是通过物理手段将雾化液冲击成小气溶胶药物颗粒,高浓度的雾状药物经口鼻部直接作用于支气管和肺部病变部位,具有无痛苦、无创伤、疗效快、全身不良反应少等特点,是呼吸系统疾病的主要治疗方法,适用范围包括哮喘、支气管扩张、儿童呼吸系统疾病、围术期气道管理等。目前普遍认为 $1\sim5\,\mu m$ 的雾化颗粒可到达肺部细支气管和肺泡。

雾化注意事项:

1) 评估患儿肺部情况、痰液及进食情况(奶后 30 分钟内避免雾化,以免引起呛咳和窒息)。

2) 抽取准确药物剂量,注入雾化器内。

3) 早产儿为避免高氧导致 ROP、肺纤维化等,遵医嘱给予合适的氧流量。

4) 雾化器面罩盖住患儿口鼻,并调节松紧带。

5) 根据药物剂量及挥发情况决定吸入时间。

6) 在每次雾化结束后给予患儿吸痰拍背,指导父母清洁患儿面部,以清除残留在面部的药物;整理床单位,整理雾化器具;雾化吸痰后给予口腔护理,可改善患儿的治疗效果,减轻不适感,提高治疗依从性。

5. 制氧机(见图 3 - 20)

(1) 使用制氧机应仔细阅读说明书后再使用。

(2) 使用制氧机时要避开明火,以免发生火灾。

(3) 制氧机要放置平稳,否则会增加制氧机运转的噪声。

（4）湿化瓶中的水位不宜太高（水位以瓶体的一半为宜），否则瓶中的水易逸出或进入吸氧管。

（5）制氧机较长时间不用时，请切断电源，倒掉湿化瓶中的水，制氧机表面擦拭干净，用塑料罩罩好，置无阳光照射的干燥处保存。

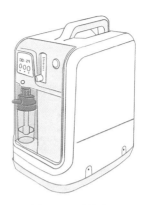

图3-20　制氧机

（6）制氧机开启工作时，切勿使流量计浮球置于零位上。

（7）用制氧机灌装氧气袋时要特别注意，氧气袋灌满后一定要先拔掉氧气袋插管后，再关闭制氧机开关，否则易造成湿化瓶的水负压反吸进入制氧机，造成制氧机故障。

（8）在运输和存放过程中，严禁横放、倒置、潮湿或阳光直射。

6. 无创正压通气（图3-21）

无创正压通气是指通过鼻罩、鼻塞等无创连接方式将患儿与正压呼吸机相连，从而实施的一项正压通气技术。此技术广泛应用于多种急性呼吸衰竭中，如慢性阻塞性肺疾病急性加重、

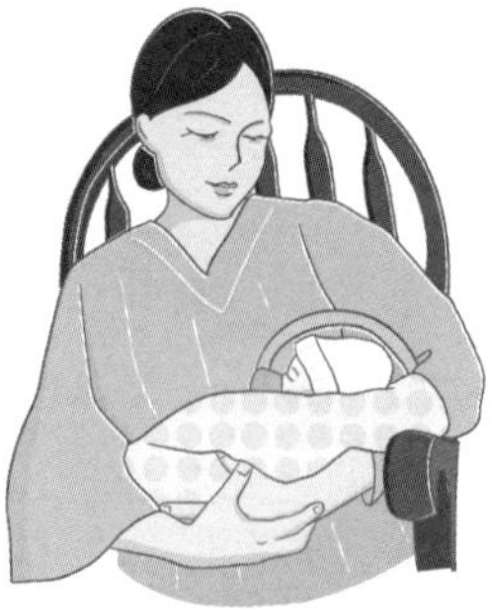

图3-21　无创正压通气

心源性肺水肿、免疫抑制、外科术后呼吸衰竭等,以及应用于辅助有创通气的早期撤离与拔管失败高危新生儿的预防性应用中。

在新生儿科最常用的是 CPAP 和双水平呼吸道正压通气。CPAP 是在自主呼吸条件下,提供一定的压力水平,使整个呼吸周期内呼吸道均保持正压通气方式。双水平持续气流即 BiPAP,包括吸气相(高压相)和呼气相(低压相),与 CPAP 相比可使新生儿呼气阻力降低,更好地防止人机对抗和二氧化碳潴留,产生更好的呼吸支持作用。

使用注意事项有以下几点。

(1)病情观察:密切观察患儿和呼吸机的配合情况,观察皮肤黏膜及胸廓情况,并监测患儿意识、生命体征和病情缓解情况。

(2)保证压力:有效的压力是治疗成功的关键。如果管道连接不紧密、导管扭曲、折叠或有漏气、分泌物堵塞等,会造成压力不稳定,导致治疗无效,因此要确保管道的密闭和通畅。患儿张口、躁动、哭闹等也会影响有效气道正压的形成,可以给予安抚奶嘴或者遵医嘱给予镇静剂来保持安静,减少哭闹。

(3)保持呼吸道通畅:清理呼吸道分泌物对于无创通气的患儿尤为重要,尤其在湿化不够的情况下。根据患儿病情需要,进行口咽部、鼻腔吸痰。

(4)保护鼻部皮肤:调整好患儿体位及通气装置,避免压迫患儿鼻部,采用水胶体敷料预防压疮发生,每隔4小时检查鼻部皮肤情况,鼻塞、鼻罩交替使用。

(5)密切观察腹部情况:腹胀、胃肠胀气是最常见的并发症之一,主要原因是在使用过程中自主呼吸频率与呼吸机频率不一致,产生人机对抗。

十一、鼓励家庭参与护理决策

家庭参与护理决策,即父母通过对患儿的护理观察及来自同伴支持、宣传资料、网络等资源信息,认识到他们自己的优势及需解决的问题,参与病情讨论,提供相关信息,提出意见和建议。医护人员为父母提供疾病信息,父母向医护人员表明需求及偏好,双方共同参与决策,共同关注该过程中的关键问题,评价相关选择,达成一致意见。

家庭参与护理决策过程中,医护人员比父母具有更多的专业知识,能够判断各种治疗护理方案的利弊,而父母有自己的经验和认知,对患儿的治疗护理有自己的理解和评价。应结合医护人员的专业知识和父母的经验信息,做出最好的决策。

(一)影响因素

1.认知

父母对疾病以及决策内容的认知状况是一个很大的影响因素。有广泛疾病信息来源或有同伴支持的父母,能够获得一定的信息,对患儿疾病有着更多的了解,因而表现出更高的决策参与意愿和积极性。

2. 受教育程度

父母受教育程度和参与护理决策的程度成正相关。父母的受教育程度越高,参与治疗护理决策的程度和积极性也越高。受教育程度较高的家属能更好地理解临床治疗护理方式,并能够积极地与医护人员进行沟通,表达他们的意见和建议,一定程度上可以弥补医患之间的信息不对等。

3. 经济收入

经济收入越高的患儿父母,参与护理决策的愿望越强烈。经济收入高的患儿父母往往不计成本,对治疗护理期望值高,能够通过各种手段获得信息和帮助。

4. 医生和护士的因素

由于医疗科学的专业性,使得医护人员和患儿父母之间常常处于信息不对等的状态。复杂的医学专业名词也增加了患儿父母理解的难度,应尽量不使用医学名词,尊重并支持患儿父母的意见和建议,提高患儿父母的决策满意度。

5. 支持系统

家庭的支持鼓励能够提高患儿父母的决策参与积极性。亲戚朋友及同伴支持,使患儿父母身心得到安慰和放松,提升自我效能。社会支持通过增加健康保险,方便交通服务,提醒医疗预约等营造一种支持环境,促进患儿父母积极参与到护理决策中。

（二）具体实施

1. 专业支持团队

（1）由医生、护士、医务社工、营养师、康复治疗师等组成专业支持团队，接受过课程培训，强化医护人员的相关知识和技能，对临床实践起指导作用。培训的类型常用的有案例讨论、团体教育、研讨会议、角色扮演、参与旁听与反馈等。

（2）患儿父母能够接收到整个疾病治疗过程的详细信息，能够得到 FIC 团队成员关于治疗、护理方案和预后、干预情况的告知，并提供心理支持，以促进患儿父母参与决策。

2. 决策参与评估

了解父母决策参与的意愿，可用新生儿重症监护病房患儿父母需求量表（附表 5）测量其期望参与医疗护理决策的实际程度，协助患儿父母改善决策参与的能力。医护人员专业知识的积累，在与患儿父母决策参与互动中起到积极作用。

3. 鼓励决策参与

医护人员多一些解释和信心的传达，多一些方式对患儿父母进行决策参与的鼓励，让患儿家庭更加积极地参与到医疗护理决策中，有效提高决策满意度，减轻患儿父母的焦虑和抑郁，促进患儿快速康复。

（1）决策辅助工具：决策辅助工具通过书面的详细信息来补充医护人员的口头解释，并且帮助患儿父母表达自己的想法和意见,如家庭参与护理观察记录、专科宣教手册、满意度调查表等。家庭参与护理观察记录能够帮助患儿父母了解患儿动态及疾病变化特征。专科宣教手册介绍患儿专科疾病特点、治疗、护理、用药等注意事项。满意度调查表了解患儿父母建议,促进治疗护理决策改善。

(2)决策的参与:医护人员和患儿父母参与到决策过程的每个步骤,表述各自对治疗护理方案的看法和选择。客观评估患儿身体状况和特殊生理需求,由医护人员和患儿父母共同参与制订合适的都认可的护理计划。

(3)决策的实施:患儿各组织器官功能和身体机能都没有发育完善,出院后 2 年内持续生病和再次住院的风险较高。因此对患儿的喂养、日常生活护理、预防保健等均需进行特殊护理。父母缺乏照顾患儿的经验,必须通过有计划性、针对性、和专业性的培训,使患儿父母较好地掌握护理知识和技能,增强照顾患儿的能力和信心。

十二、出院前再评估

我国早产儿的发病率为 5%～10%,近年来由于围产医学的进步,出院早产儿的死亡率大幅降低,更容易存活,但由于早产儿娇弱,他们的组织器官功能和身体机能都没有发育完善,如果不能得到全面的看护,1～2 岁之间容易出现多种并发症和后遗症,如癫痫、智力障碍等,出院后 2 年内持续生病和再次住院的风险较高。因此对早产儿的喂养、日常生活护理、预防保健等均需进行特殊护理。早产儿住院期间均在封闭式病房，由专业护理人员进行看管，且住院时间长，使得父母无法确切了解早产儿的生活习惯。父母初为人父母缺乏照顾早产儿的经验，出院后极易因为照顾不当而导致再次入院，影响了早产儿的生存质量，也增加了家庭负担，所以完善的出院计划对于早产儿家庭来说是极其重要的。

（一）评估早产儿自身能力

符合出院标准：能自行完成奶量，吸吮与吞咽、呼吸相协调，生命体征稳定，无呼吸暂停发生，在室温下能维持体温正常，各系统无威胁生命的病理情况，体质量稳定增长，每日增长 20～30 g，主治医生评估符合出院标准的早产儿，通知家属和责任护士，开具出院医嘱。家属办理完出院手续后，护士对家属进行出院宣教及护理指导：包括出院后早产儿的护理、喂养、皮肤护理等知识，出院后生长发育专科随访、预防接种、康复治疗等。

（二）评估早产儿父母能力

再次评估早产儿照顾者的基本护理能力、喂养知识、早期疾病症状和体征的识别等，内容涉及 8 个方面（居家照护技能、喂养营养、早期干预、症状体征观察、急救知识、防范安全、特殊照顾、亲子关系），采用早产儿照顾者照顾能力自评及护士针对性指导表格来评估照顾需求（附表 4）。根据父母目前对该项目的掌握程度进行自我和护士双方评价，以便于护士针对薄弱环节加强指导，提高父母照护早产儿的能力。同时,对照顾者掌握较好的项目给予适时的鼓励和赞美,以增强其照护信心。给照顾者提供相对放松的环境,耐心倾听早产儿照护者的心声,关注其心理状况,给予疏导、支持和鼓励,协助其尽快胜任角色,从而全面提升早产儿出院家庭的准备度,为早产儿顺利出院做好充分准备。

第六节　出院后延续性护理

一、信息支持

(1)尽管出院或接近出院,仍可以邀请患儿父母参加父母课堂,继续学习患儿护理知识。

(2)随着信息化时代的不断发展,获取信息的途径越来越多样化,如各类网站、相关论坛等,信息量大、信息面广。但同时也出现了一些问题,如较难统一管理控制,多数患儿父母由于缺乏医学专业知识无法判断获取信息的可靠性。患儿父母常将不同途径获取的信息进行比较,信息间的矛盾会让他们感到疑惑。

(3)对早产儿父母进行早产儿生长发育知识的普及,包括喂养知识、护理技巧、卫生知识、病情观察、预防接种和复诊时间等,预防或减少早产儿其他并发症的发生,使早产儿的智力和生长发育努力追赶上正常儿童。

二、情感支持

（1）通过倾听的方式，运用同理心对患儿父母的情况表示理解，使其获得精神、心理和情感方面的支持，缓解父母因孩子生病而产生的自责、焦虑等不良情绪，减轻父母对疾病给孩子带来后期生长发育问题的担忧。

（2）通过认知行为理论帮助患儿父母了解自身存在的焦虑、抑郁、不安等不良情绪，帮助其习得面对困难的正确态度和掌握合理缓解不良情绪的方法和技巧，增强患儿父母战胜疾病的信心。

三、经济支持

高额的医疗费用对患儿家庭是不小的经济负担，通过有效链接政府部门、医院、基金会、爱心企业和个人的各种政策资源、资金资源和实物资源，为患儿父母提供人力、物力、财力等各方面的支持，帮助其缓解压力、解决问题。

四、利用新媒体搭建医务人员及家属的交流平台

建立患儿之家微信群，邀请患儿父母加入，患儿出院计划实施小组成员、科室的管床医生共同入群，定期开展患儿照护的讨论和讲座；家属在照护过程中遇到的问题可及时以文字、图片或视频形式与医务人员和其他家属沟通，医生护士及时给予远程指导。以早产儿为例，每年

的世界早产儿日活动,邀请新生儿生长发育专家和康复专家对早产儿进行生长发育的评估和健康讲座,增强家属的信心和相互之间的友谊,提高家属对医务人员的信任度和满意度。

五、电话随访

延续护理护士在患儿出院1个月内每周给予电话随访1次,出院2个月后每半个月给予电话随访1次,出院3个月以上每月给予电话随访1次,24小时接受电话咨询。随访内容包括评估母亲喂哺、维持体温,脐部护理、皮肤、计划免疫接种、大小便和遵医嘱用药等新生儿护理的情况。开展专题活动,每月组织早产儿父母沙龙活动,请新生儿科专家为新生儿父母进行新生儿发育、新生儿喂养、新生儿疾病、新生儿护理及早期教育专题讲座,现场解答家属提出的问题,消除家属顾虑,树立养育信心,并请养育成功的患儿家属现场进行养育经验分享。

六、整理和建立患儿档案,定期为已经出院的患儿进行电话回访

对患儿后期的生长发育数据进行追踪调查,由主治医师及时评估患儿状况,持续关注早产儿后期生长发育状况不仅可以缓解父母的担忧,更有利于服务活动向更人性化的方向发展。电话随访过程中增加信息宣教,鼓

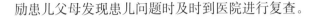

励患儿父母发现患儿问题时及时到医院进行复查。

七、做好随访

出院后的随访,提高了复诊的依从性,降低早产极低出生体质量儿生长发育迟缓的风险,减少并发症的发生。患儿出院后 24 小时、1 周和 30 天进行电话随访,主动跟进了解患儿的喂养情况,并督促进行生长发育门诊复诊,按时预防接种、眼底检查等,减少并发症的发生。

八、早期干预

以早产儿为例,早期干预是根据早产儿发育规律促进早产儿潜能发挥的一种教育活动,预防其脑损伤后导致的智力低下、语言迟缓、感知和运动障碍等问题,促进其发育赶上正常婴儿水平。主治医师评估患儿的粗大运动和精细运动、语言、交往能力和社会适应能力是否符合矫正胎龄的发育周数,并且在活动后对患儿进行更加详细的体格检查和智力测试,根据孩子具体情况制订个体化的健康指导方案。对待发育问题严重、几乎会有后遗症的高危早产儿,及时链接医院康复科室对其进行医院专门的早期干预训练。保障患儿良好的后期生长发育状况,为患儿父母提供必要的医学支持和指导。

九、开展患儿父母减压支持小组

通过开展患儿父母减压支持小组,不仅教会父母减压技巧和沟通方式以达到缓解其心理压力的目的,还为患儿父母提供一个彼此之间交流、沟通和分享的途径,为其建立一个非正式的支持网络系统。通过小组活动使有相似经验的患儿家庭聚集起来,让患儿父母了解到社会上有许多家庭同他们一样面对患儿治疗的这种情况,彼此之间相互理解、感同身受,不断认可和接纳,建立小组成员的归属感和认同感。因此,小组成员可以凭借小组的动力,在促进小组目标达成的过程中不断解决自身的问题促进自我的成长。父母可以通过困扰问题倾诉和压力分享,缓解自身的心理压力更好的应对不良情绪,通过交流日常照料患儿技巧和注意事项,获得鼓励、支持和信心,增加了共同对抗患儿疾病的勇气和力量。

十、延续护理中要注意安全

延续护理中,安全仍是第一位。首先,是生命的安全,首先掌握窒息复苏,意外发生的简单处理方法;其次是外出或者安全隐患的防范;最后让新生儿变得健康聪明,智护训练要坚持做。

十一、指导父母学习窒息复苏急救

详见本章第四节。

十二、意外简单处理及预防

详见本章第四节。

十三、安全防范

详见本章第四节。

十四、智护训练

(一) 早产儿居家护理重点

母乳喂养或配方奶喂养的早产儿在喂养时都需要注意营养素的强化,达到早产儿追赶生长的需求,应选择专门的早产儿配方或母乳营养补充剂。

1. 营养素补充

一般生后数天内开始补充维生素 D 800～1 000 IU/d,3 个月后改为 400 IU/d,出生后 2～4 周开始补充铁元素 2 mg/(kg・d),上述补充量包括配方奶及母乳强化剂中的含量,酌情补充钙、磷、维生素 A 等营养素或遵医嘱。

2. 监测评估

保持对生长发育的监测和评估,定期监测体重、身长、头围的增长速率,对照生长曲线,评估发育状况。评价生长发育要使用矫正年龄,若大于 28 周出生的使用矫正年龄评估至 24 月龄,小于 28 周出生的早产儿使用矫正年龄评估至 36 月龄。

3. 注意家庭环境

室内温度保持在 24～26℃,晨间护理时保持在 27～28℃,湿度 55%～65%,同时注意关注空气的质量。集中护理,动作轻柔,注意观察婴儿的反应,避免过度的刺激,可使用鸟巢式铺垫,注意光线明暗,昼夜有别,采用袋鼠式抱姿,帮助宝宝更易于进入安静状态。保证睡眠质量,逐步形成规律性的生活。

(二) 早产儿的智护训练

早产儿早期训练至关重要,孕晚期的胎儿脑发育非常迅速,最后 6 周胎儿脑容量可以增加 35%。怀孕的后 1/3 阶段,大脑皮层体积增加 4 倍;早产干扰了脑发育的进程,此阶段如何促进脑的发育对今后的发展也很重要。

1. 父爱的专注

父亲对新生儿也表现出特殊的依恋行为,他们对婴儿的关注和兴趣包括:① 视觉意识对新生儿的关注,尤其是注重孩子的美丽;② 触觉意识,通常表现为抱着婴儿的愿望;③ 对不同特征的认识,强调婴儿与父亲相似的特征;④ 对婴儿的感知完美;⑤ 对孩子产生强烈的吸引力这会导致注意力集中在婴儿身上;⑥ 体验到极度的喜悦感;⑦ 感受到深深的自尊和满足感。这些反应在早期是最大的。与婴儿的接触会因新生儿的正常行为而加剧反射活动,尤其是抓握反射和视觉警觉。除了行为反应外,父亲还表现出生理反应、与新生儿互动时心率和血压升高等反应。全神贯注的过程对护士有重要的影响,必须认识到早期父亲-婴儿的重要性接触,并释放这些行为。护士需要鼓励父亲表达他们积极的情绪,特别是如果这种情绪与任何流行的认为父亲应该保持坚忍的观点是相反的。如果情绪不能释放,父亲可能会感到困惑,并试图抑制自然专注、专注和兴趣的感觉。

2. 符合社会期望

母亲也需要意识到父亲对孩子的反应,尤其是在父亲对婴儿的关注不如对母亲那么明显的情况下。

如果父母双方都能分享他们的感受,每个人都能体会到对孩子的依恋过程,将避免因不了解对方需求而造成的不可原谅的冲突。另外,一个被鼓励与新生儿建立关系的父亲在新生儿出院后不太可能感到被排斥和被遗弃,毕竟回到家后,母亲会把注意力转向照顾孩子。

3. 早产儿进行早期智护训练的意义

早产儿早期训练可预防智力低下的发生,实践证明,对于无脑瘫且出生胎龄大于 28 周的早产儿,科学的早期训练,可以帮助其在 2 岁时,智力发育指数比非训练组高14.6 分,甚至超过了正常新生儿组,且并没有智力低下的发生,所以科学的早期训练,对促进早产儿的早期发育有着至关重要的意义。

4. 智护训练的实施

在一定的生理及生活能力基础上,可适度地对早产儿进行一些科学互动,以促进早期发展。

早产儿智护训练适用于早产儿矫正年龄尚不足月,或足月后能力达不到标准的宝宝使用,也可根据宝宝的体格和承受能力调节组合项目,不要求一次全部完成。

(1) 视觉引发训练。早产儿视觉仍在发育中,有效的视觉刺激可以促进视觉发育。在安静觉醒的状态,一手托住宝宝呈 45°,另一手用红球距眼睛 20 cm 引导宝宝注视,从中线开始慢慢向两侧移动,左右达 60°即可,追视好的可至 90°。

如多次刺激后发现确实不能注视红球,可用红光(裹红布的手电筒)刺激,每次分别照射两眼数次,引出视觉反应。

视觉引发训练从 36 周以后开始,在安静觉醒状态下进行视觉引发训练,注意不能有声音,每次时间不宜过长,每日可 2～3 次。红色海绵球:直径约 6 cm,大小适中,便于父母掌握操作,选择海绵材质的,柔软有弹性,避免伤害新生儿。红色符合新生儿视觉发育特点,更易吸引宝宝注意。

(2)听觉引发训练。早产儿已经具备了一定的听觉能力,对高频的声音反应敏感。早期的听觉刺激对大脑发育有着重要的意义。在安静觉醒的状态,一手托住宝宝呈 45°,另一手用沙锤在耳旁 10～20 cm 处轻轻摇动,或母亲在宝宝耳旁轻轻呼唤,促使宝宝转头,先一耳,再另一耳,两侧轮流进行。

注意:训练注意室内不能有其他声音,不能有视觉影响,一侧时间不能超过 20 秒,避免习惯化。沙锤,弧形手柄设计,尺寸适中,便于父母操作和宝宝抓握。

纯净无杂音,声音柔和,分贝适中,符合新生儿听阈范围,易引起新生儿的注意。

(3)视听结合训练。视听结合可帮助宝宝学习最初的交往能力,养育者面对宝宝,距离约 20 cm 处,与宝宝对视对话，如宝宝注视好，可一边呼唤宝宝，一边慢慢将头部向两侧移动。注意表情要丰富，语言要亲切。

（4）全身按摩：以触觉刺激为主，可促进大脑发育，促进血液循环和体重追赶成长。

① 准备活动：将宝宝平放在台子上，双手涂按摩油。

② 头部按摩：多指指腹在头顶由前向后按抚 4 次 1 个 8 拍。

③ 面部按摩：两指（中、食指）指腹在额部从中线向外轻轻按摩 4 次一个 8 拍。

④ 四肢按摩：双手从宝宝的手腕向上按摩 4 下，从脚踝向上按摩 4 下，各 2 次 1 个 8 拍。

⑤ 胸部按摩：用四指指腹自胸部中线开始由下而上环形按摩，2 次一个 8 拍。

⑥ 腹部按摩：用手掌轻轻顺时针按摩腹部，两手交替 4 次一个 8 拍。

⑦ 注意事项：放宝宝的平面要柔软舒适，铺垫适中，室内温度适宜 26～28℃；早产儿皮肤娇嫩，注意宝宝皮肤的保护（手部一定润滑、修指甲，无饰物）；时间视早产儿的体质情况掌握，注意力度需轻柔，密切观察婴儿的状态。

（钱葛平　王　珏　曹申晶　熊永英）

参考文献

［1］吴建华，刘燕，徐素琴，等. 个体化全程护理干预运用于婴幼儿雾化吸入治疗的效果观察［J］. 中国实用护理杂志，2016，

（4）：277－280.

［2］吕波，高喜容，黑明燕，等.家庭参与式综合管理在中重度支气管肺发育不良早产儿中的应用效果［J］.中国新生儿科杂志，2017，32(3).

［3］MARIANNE BRACHT，LORI O'LEARY，SHOO K. LEE，et al. Implementing Family-Integrated Care in the NICU：A Parent Education and Support Program［J］. Advances in Neonatal Care，2013，13(2).

［4］江载芳，申昆玲，沈颖.诸福棠实用儿科学［M］.第8版.北京：人民卫生出版社，2015：429.

［5］张玉侠.实用早产儿护理学［M］.北京：人民卫生出版社，2015：23－24.

［6］李杨，彭文涛，张欣.实用早产儿护理学［M］.北京：人民卫生出版社，2014：241－244.

［7］霍秋桂.高危儿医院-社区-家庭过渡期护理方案的构建［D］.苏州大学，2019.

［8］吴小花，徐红贞，俞君，等.家庭参与式护理中早产儿父母的体验研究［J］.护理管理杂志，2020，20(8)：592－596.

［9］陈文敏.新生儿重症监护病房家庭参与式病房的构建与成效［J］.医院管理论坛，2020，37(09)：33－35.

［10］许进平.采取护理综合措施提高早产儿出院后首次随访率临床效果分析［J］.护理园地，2020，1(4)：192－193.

［11］赵兰花.早产儿家庭护理行以家庭为中心NICU早产儿出院指导的价值［J］.实用临床护理学杂志，2019，4(18)：132－133.

［12］张翠，傅开美，张丽丽，等.NICU早产儿母亲出院准备度与角色适应的相关性［J］.护理学杂，2020，5(10)：21－22.

［13］林玉婵.早产儿出院家庭准备度自评表用于早产儿照护者健康教育的效果观察［J］.基层医学论坛，2020，7(24)：84－85.

［14］高芳姣，易文秀.以家庭为中心的NICU早产儿出院指导对早产儿家庭护理的影响观察［J］.妇儿专科护理，2019，9(17)：126－157.

［15］余静，张先红，魏璐，等.我国早产儿延续性护理研究现状［J］.护理学杂志，2018，11(33)：15－18.

［16］徐倩. 智护训练在新生儿中的运用与研究［J］. 中国保健营养，2019，8(24)：310-311.

［17］余海虹，刘凤英，陈健碧. 家庭参与式管理模式对早产儿家属需求及护理能力的影响［J］. 护理实践与研究，2017，14(20)：17-19.

［18］梁必会. 以家庭为中心的护理对早产儿父母照护能力的影响研究［D］. 苏州大学，2018.

［19］方婷，庄一渝，张秀伟. ICU患者及家属决策参与临床应用研究进展［J］. 护理学杂志，2016，31(6)：109-112.

［20］韩丽军，冯淑菊. 早产儿照护者家庭护理知识及技能掌握情况的调查［J］. 解放军护理杂志，2015，(4)：33-35，38.

［21］陈琴，姜小鹰. 出院计划模式的研究进展［J］. 护理研究，2011，(13)：1137-1140.

［22］JENNIFER R，LIZ J. Discharge and beyond：A longitudinal study comparing stress and coping in parents of preterm infants［J］. 2010，16(06)：258-266.

［23］MADRIGAL，V. N.，K. Patterson Kelly，Supporting Family Decision-making for a Child Who Is Seriously Ill：Creating Synchrony and Connection［J］. PEDIATRICS，2018. 1423 (e20180516H)：p. S170-S177.

［24］OESTERGAARD MZ，INOUE M，YOSHIDA S，et al. Neonatal mortality levels for 193 countries in 2009 with trends since 1990：a systematic analysis of progress，projections，and priorities［J］. PLoS Med，2011，8(8)：e1001080.

［25］中华医学会呼吸病学分会《雾化吸入疗法在呼吸疾病中的应用专家共识》制订专家组. 雾化吸入疗法在呼吸疾病中的应用专家共识［J］. 中华医学杂志，2016，(34)：2696-2708.

［26］American Academy of Pediatrics，American Heart Association. Textbook of neonatal resuscitation［M］. 7th Ed. Elk Grove Village：American Academy of Pediatrics，2016：1-328.

［27］中国早产儿复苏项目专家组. 中国早产儿复苏指南(2016年北京修订)［J］. 中华实用儿科临床杂志，2017，(14)：1058-1062.

［28］ROSS MG. The 2008 National Institute of Child Health and

Human Development Workshop Report on Electronic Fetal Monitoring Update on Definitions，Interpretation，and Research Guidelines. Obstetrics & Gynecology，2008，112 (3)：661 - 666.

[29] 韩琳，吴金球. 无创正压通气患者临床护理研究进展[J]. 齐鲁护理杂志，2016，(15)：50 - 52.

[30] 杨东东，许娜娜，韩淑华. NICU 早产儿父母不同阶段护理需求调查[J]. 齐鲁护理杂志，2020，26(14)：52 54.

[31] 张贤丽. 1 848 例住院早产儿临床诊治分析[D]. 浙江大学，2019.

[32] Data from WHO，UNICEF，and Wellstart International：Baby-friendly hospital initiative：revised，updated and expanded for integrated care，Geneva，2009，WHO，retrieved March 28，2011，from http://whqlibdoc. who. int/publications/2009/9789241594967_eng.pdf.

[33] BASNET S, SCHNEIDER M, GAZIT A，et al. Fresh goat's milk for infants：myths and realities-a review[J]. Pediatrics，2010，125(4)：e973 - e977.

[34] American Academy of Pediatrics，Committee on Fetus and Newborn：Policy statement：hospital stay for healthy term newborns[J]. Pediatrics，2010，125(20)：405 - 409.

[35] American Academy of Pediatrics，Committee on Genetics：Introduction to the newborn screening fact sheets [J]. Pediatrics，2006，118(3)：1304 - 1312，reaffirmed 2011.

[36] BACHRACH VR，SCHWARZ E，BACHRACH LR. Breastfeeding and the risk of hospitalization for respiratory disease in infancy[J]. Arch Pediatr Adolesc Med，2003，157 (3)：237 - 243.

[37] KEMPER AR，MAHLE WT，MARTIN GR，et al. Strategies for implementing screening for critical congenital heart disease [J]. Pediatrics，2011，128(5)：e1259 - e1267.

[38] Flaherty SC，Sadler LS. A review of attachment theory in the context of adolescent parenting[J]. J Pediatr Health Care，2011，25(2)：114 - 121.

第四章

家庭参与式护理中的同伴支持

> **本章的学习目标**
>
> 1. 熟悉同伴支持的概念。
>
> 2. 掌握同伴支持的具体形式。

第一节　同伴支持概念

一、同伴支持

同伴支持是指与目标群体具有相同经历或体验，并有相似的特征如年龄、疾病、地域文化等群体，能给予目标群体提供情感、行为及信息支持，从而帮助解决现存或潜在的健康相关问题。

（1）世界卫生组织于 2010 年推荐在世界范围内实施同伴支持计划。

（2）在家庭参与式护理模式中，同伴支持者由 NICU 医护人员推荐，并经过专门训练。同伴之间有相同的诊断、同样的身份，有相似的环境和感受，同伴支持者成功的经验易让新生儿照顾者产生信任感，增强对新生儿照顾的信心和决心，进而接纳其提供的观点、知识及技能，最终达到促进新生儿康复的目的。

二、同伴支持在新生儿家庭参与式护理中的意义

（1）同伴间的信息支持和交流可有效提高健康教育的效果。

（2）同伴间支持从而感受到尊重、信任等正面能量，可有效改善新生儿照顾者焦虑和紧张情绪。

（3）同伴支持者以"过来人"的身份与新生儿照顾者进行有效沟通，传授自身经验，通过相互鼓励与支持，使新生儿照顾者树立照护新生儿的正确认知，不断提高新生儿照顾者自我效能感。

（4）在 NICU 中有经验丰富的同伴支持者的存在，不仅为新生儿照顾者提供情感及技能支持，同时促进医患和谐度，提升患者满意度。

（5）同伴间通过交流、咨询和指导建立良好的心理状态，增强彼此战胜疾病的信心。随着知识的积累及内心的强大，由受助者变为帮助者，达到同伴支持的最高境界。

第二节　同伴支持的具体形式

一、纳入标准

（一）文化

文化因素对同伴支持之间信任关系的建立和维持非常重要。有相同的文化背景及相似的人口学特征如年龄、性别、地域、社会地位等更有利于同伴支持的开展。

（二）知识水平

同伴参与者需经过 NICU 专业医护人员的培训和指导。另外，多项研究指出，同伴支持者要求必须具备至少高中以上的学历。

（三）社交能力

同伴支持者需有一定的组织能力和人际交往能力。医护人员可以通过交谈或家庭护理指导互动了解。同伴支持者能以友善的方式交流沟通，表达共情，起到示范作用。聆听需求并给予回应，提供针对性和实用性的信息咨询与鼓励，使双方建立信任关系。

（四）意愿

同伴支持者必须有一定的志愿者服务意愿，对同伴支持活动有兴趣，自愿并有时间参与完成培训。

二、具体实施

(一) 同伴支持者招募

可以通过自我推荐、患者父母推荐等形式,但必须经过 NICU 专业医护人员审核后确定人选。

(二) 同伴支持者培训

同伴支持者需接受来自 NICU 专业医护人员关于疾病基础知识、操作技能、沟通技巧、隐私保护及支持者与受帮助者之间关系的界限等方面的培训。

(三) 同伴支持者内容

1. 情感支持

同伴支持者以自身成功的经验分享新生儿住院所带来的情绪压力及战胜疾病的过程,并通过表达关心和同情,与新生儿照顾者产生共鸣,让新生儿照顾者感受到困难是暂时的,从而减轻焦虑情绪,积极配合治疗护理,对促进新生儿康复起到积极作用。

2. 健康宣教

同伴支持者以自身的育儿经验及从 NICU 医护人员培训学到的疾病知识和护理技能,为新生儿照顾者言传身教,指导新生儿家庭护理,注意事项等。同伴支持者有共同的身份经历,新生儿照顾者更易接受掌握。

3. 沟通桥梁

同伴支持者通过活动支持,了解新生儿及新生儿家庭动态,及时向医护人员反馈,医护人员理解并优化调整目标,达到医患和谐一致。

4.同伴支持的形式

(1)一对一,面对面的支持形式。一对一的同伴支持具有灵活性和个体化。同伴支持者与新生儿照顾者每周进行2~3次面对面的交流,倾听并提供有针对性的信息与情感支持,指导新生儿基础护理及健康宣教。并及时向医护人员反馈信息,促进医护人员与新生儿父母有效沟通。

(2)小组式的同伴支持互助模式。小组模式在一定程度上提高了信息的传递效率,小组成员之间也能进行交流互动,相互支持。开展父母课堂及小组座谈的形式,使更多的同伴支持者和新生儿父母面对面学习并交流心得,互相促进。但对于特殊个体仍建议一对一、面对面的支持形式。

(3)互联网平台。通过网络平台(微信群、QQ群)参与者们可以在网络平台交流经历和心得,分享困扰,提供支持,身处于同伴支持团队中,可以感受到归属感。

通过自媒体、广播、电视、PPT、宣传栏、视频等,展示成功案例,如"奇迹早产儿"等,使同伴支持更具说服力和感染力,鼓励早产儿照顾者树立信心,积极参与到家庭护理照顾中,共同促进早产儿健康成长。

(4)电话支持。作为同伴支持形式的一种补充形式。新生儿照顾者与同伴支持者电话交流,不受地区、天气、时间等的限制,方便快捷。但是电话支持需建立在相互信任的基础上,毕竟不是面对面的交流,情感、信息等支持效果在一定程度上受到限制。

第三节 提高同伴的参与度

一、宣教

(一) 制作家庭参与式护理宣教手册

宣教手册含家庭参与式护理的意义、典型的案例及同伴支持者的工作和成效等,激励生长发育良好的早产儿父母产生帮助他人的意识。

(二) 宣教的形式

(1) 开展健康大讲堂,宣传新生儿护理、喂养、家庭参与式护理等方面的知识,并邀请父母参与到活动中,例如新生儿基础护理操作、示范并讲解。提高父母参与的积极性,体会帮助他人的成就感。

(2) 医护人员有针对性地选择符合同伴支持条件的父母,进行单独宣教沟通。讲解同伴支持对家庭参与照护的重要性,同伴支持者选择的严格性及参与同伴支持的合理补助条件,使父母产生自豪和信任感,积极并主动参与到活动中。

二、给予补助

（一）经济补助

主要来源于项目经费，可以通过交通补贴、餐补、新生儿体检等方式发放。

（二）非经济补助

（1）给予同伴支持者参加培训学习的机会。

（2）提供支持系统，同伴支持者在干预过程中，医护人员全力的支持与帮助使同伴支持者更好地投入工作。

（3）组建同伴支持者小组，同伴支持者通过一起培训，建立同伴支持者之间的纽带，便于沟通和交流。

（赵　磊）

参考文献

［1］曹璐，甘卫东，傅巧美，等.同伴支持小组护理干预对机器人辅助腹腔镜下肾癌根治术后病人社会支持、自我管理效能及生活方式的影响［J］.护理研究，2017，31(06)：665－668.

［2］姜楠，李小寒，范玲.以家庭为中心的护理模式在儿科的应用现状［J］.护理研究，2016，30(03)：264－270.

［3］邱燕，高广云，胡雁，等.慢性疾病同伴支持培训的系统评价［J］.循证护理，2016，2(03)：142－149.

［4］孙文秀，卢洪洲，张林，等.同伴支持在 HIV 阳性患者中运用的研究进展［J］.中华护理杂志，2014，49（1）：238－241.

［5］聂小菲，欧阳艳琼，程璐.同伴教育对母乳喂养结局影响的Meta 分析［J］.护理学杂志，2018，33(07)：88－92＋107.

［6］杨园园，王晶，陆虹.同伴支持在早产儿母乳喂养中应用的研究现状［J］.护理学杂志，2018，33(15)：99－102.

［7］熊晓菊，陈锦秀，叶天惠. 家庭参与式护理模式在加拿大 NICU 应用现状及对我国早产儿护理的启示［J］. 护理研究，2017，31(06)：652－655.

［8］MINGYAN HEI1，XIANGYU GAO，XIRONG GAO. Is family integrated care in neonatalintensive care units feasible and good forpreterm infants in China：study protocol for a cluster randomized controlled tri［J］. Biomed Central，2016：2－8.

［9］梅永霞，张振香，李莹爽. 美国同伴支持专家发展的现况及对我国的启示［J］. 医学与哲学（A），2017，38（08）：46－47，51.

第五章

家庭参与式护理的困难和挑战

本章的学习目标

1. 认识家庭参与式护理的困难。

2. 熟悉家庭参与式护理的挑战。

在 NICU 的高技术环境中,新生儿在生理、心理和情感上都与新生儿照顾者分离,阻碍了亲子活动,对新生儿有害,许多父母在出院后焦虑和无准备地照顾他们的新生儿,引导了"以家庭为中心的护理、袋鼠护理和皮肤护理等项目"的开展。FIC 是加拿大西奈山医院开发的一种新型护理模式,即家庭参与式护理(family integrated care,FIC),旨在让新生儿照顾者更好地融入新生儿重症监护病房照顾新生儿的团队中。父母和护理工作人员认为 FIC 对父母照顾出院新生儿的信心有积极的影响。FIC 可能会改变 NICU 的工作模式,护理人员在护理工

作上做得比较少,花更多的时间教育和支持新生儿照顾者,护士的角色会从床边护理过渡为护理协调员。

此模式需要多学科人员协作完成,包括医疗专业人员、护理人员、哺乳顾问、营养师、呼吸治疗师、心理健康专家、志愿并有新生儿入住 NICU 经历的新生儿照顾者(veteran parents,VP)等。国外试点研究后,表明是可行的和安全的。FIC 要在我国大面积开展,需要做更多的试点研究,将其本土化还存在很多的困难和挑战。

第一节　家庭参与式护理的困难

一、家庭参与式护理照护模式的构建

(一) 团队组建

1. 人员组成

FIC 的开展需要多学科协作组成一个团队,包括医疗专业人员(儿科)、NICU 护理人员、哺乳顾问、营养师、呼吸治疗师、心理健康专家、VP 等。如此多学科团队的建立,需要新生儿学科带头人来领导并完成。在我国国情下 VP 的招募很难完成。

2. 职责

在 FIC 项目开展中需要各小组协作完成,职责明确,小组间协调配合。需要不断地开展试点性研究来确

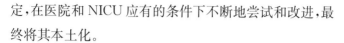

定,在医院和 NICU 应有的条件下不断地尝试和改进,最终将其本土化。

3. 硬件设施的配备

(1) FIC 需要新生儿照顾者每日在 NICU 陪伴新生儿的时间至少持续 6～8 小时,在床边预留提供袋鼠式护理的躺椅和宽敞的场地;需要用屏风进行遮挡,以保护隐私。

(2) 为距离医院较远的新生儿照顾者提供停车位。

(3) 病房需配备父母休息室、配餐室、泵奶设备、躺椅等设备,为新生儿照顾者提供生活上的便捷。

目前 NICU 的封闭性的环境及设施配备不足,需评估 FIC 成本,改变我国 NICU 的设计,这是支持 FIC 开展的难点之一。

二、培训

（一）医务人员的培训

让医务人员转变观念,顺利完成角色转化,掌握 FIC 的概念、制度及流程是保证 FIC 成功实施并提供安全保障的关键。要注重对医护人员认识和意识的矫正,强化医护人员的人文意识和素养。

（二）新生儿照顾者的培训

通过对新生儿照顾者的培训帮助新生儿照顾者获得照护新生儿的相关知识与特定技能,确保新生儿照顾者成为 NICU 新生儿整个照护团队的主要部分、引导新生儿照顾者成为独立的照护个体、以迎接即将出院的新生儿,在满足出院指征时,能够提供家庭安全照护。

每个新生儿照顾者的要求和接受能力不同,以及存在语言沟通的问题,因此培训需要共性的内容,也要有个性的部分。在 FIC 项目中,床边护士在信息分享和指导新生儿照顾者成长的过程中起着重要作用。个性部分需要采取一对一的教育模式,应大部分在床边由护理人员完成,这很大程度增加了护理人员的负担。部分父母因为文化背景、对病情的了解不足或对 NICU 的认识不足,面对新生儿时对自己的能力产生怀疑等情况,不能很快适应 FIC 的护理模式,都会影响该模式的顺利开展。

(三) 培训内容

1. 新生儿照顾者培训内容

在 FIC 项目中,新生儿照顾者主要参与新生儿住院期间的非医学性常规生活护理,不参与技术性的护理操作。对新生儿照顾者的培训仅限于基础护理,再根据新生儿照顾者的需求给予相应的指导。

2. 医护人员的培训内容

FIC 项目需要在新生儿专业学科带头人的领导下,多学科参与完成。参与此项目对护理人员的要求很高,需要在新生儿工作多年的专科护士,给予专业的培训。强调 3 个主题:增强父母的信心和新生儿照顾者角色的实现,改善新生儿照顾者与工作人员的沟通,以及护士角色的变化,从专业护理人员转变为以教育和支持新生儿

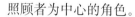
照顾者为中心的角色。

3. 培训方式

根据接受培训人员的文化背景、社交或语言问题可采用多形式的培训方法，需要每周安排完成培训计划，这可能会增加医务人员的工作负担。

（四）院内感染的防控

院内感染感的防控可借鉴美国密苏里州堪萨斯城慈善儿童医院的经验：所有的陪护人员进入监护室前需检查是否有发热、流涕、喉咙疼、腹泻等症状或存在潜在的传染性疾病的危险，并进行登记。因此需要评估 NICU 医务人员数量，是否可以支撑此项目的完成。

三、总结

（一）员工敬业度可能是最大的困难

FIC 不仅仅涉及家庭，同样可以改变医护人员文化和相互之间的人际关系。医务人员不能单纯把患者作为一种临床病例来看待，而应把其作为属于一个家庭、一个社区和一种生命或文化的特殊形式来看待。要求护士专业角色的转变，特别是护士必须从直接照顾护士转变为导师、老师和朋友。NICU 护士与住院医师之间的关系是促进 FIC 成功和提高父母满意度的关键组成部分。Neil Patel 指出医护人员工作负担过重和压力过大，削弱了改革的热情，认为缺乏教育和支持新生儿照顾者的知识和信心。

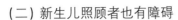

（二）新生儿照顾者也有障碍

可能因为工作和家庭生活忙碌，新生儿照顾者不能参加 FIC，或者中途退出。或由于缺乏住宿、设施、停车场或经济情况，无法连续照顾新生儿。如果语言沟通障碍，新生儿照顾者可能会感到不舒服，压力太大或情绪低落而无法全身心投入到照顾的工作中。最重要的是，他们可能没有知识、技能、支持或信心来照顾生病的新生儿，健康、家庭、社交或语言问题，可能会妨碍他们融入医疗照护团队的能力。

（三）制度上的障碍

在繁忙的新生儿病房中，工作人员和家庭之间进行交流和协调是很费时间的。任何额外的资源，甚至是推动质量改进的资源，都很难识别。我们遇到了许多这样的障碍，但医务人员和家庭能够在 FIC 中应用创新方法，大多数障碍是能够克服的。

第二节　家庭参与式护理的挑战

FIC 是建立一种以"新生儿-新生儿照顾者"为中心的持续的护理模式，满足母婴双方的生理和心理需要，让新生儿照顾者尽早做好接纳新生儿回归家庭的准备，顺利完成医院和家庭之间的衔接。新生儿出院后，责任护士应给予持续的关怀、随访，定期进行电话、视频、访视。

未来还可整合医院健康宣教中心、社区医院的资源,为新生儿提供一项长期的、完整的家庭支持计划。

FIC 是一种安全的、可被复制的模型,我们目前正在对 FIC 模型进行修改,以缩短早产儿住院时间为目的。修改后的方案建立后,将会得到家庭的反馈,进一步评估方案的效益。目前国外对早产儿的纳入标准:早产儿仅有 CPAP 或更少的呼吸支持,生命体征较稳定,同时每日超过 50％所需液体量由进食提供。国内 FIC 现在仅对生命体征平稳的早产儿实施,然而在 NICU 仍然存在病情危重、无生存希望、采用姑息治疗,甚至死亡的早产儿,对于这类早产儿的照顾者,有条件的 FIC 团队还可以提供丧亲支持,帮助早产儿照顾者走出最困难的一段时期。

（薛阿丽）

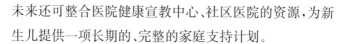

参考文献

［1］KAREL O'BRIEN, MARIANNE BRACHT, KATE ROBSONT, et al. Evaluation of the Family Integrated Care model of neonatal intensive care: a cluster randomized controlled trial in Canada and Australia[J]. BMC Pediatrics, 2015, 15(1): 210.

［2］MARGARET BROOM, GEORGIA PARSONS, HAZEL CARLISLE, et al. Exploring Parental and Staff Perceptions of the Family-Integrated Care Model［J］. Advances in Neonatal Care, 2017, 17(6): E12 - E19.

［3］BENZIES K M, SHAH V, AZIZ K, et al. Family Integrated

Care (FIC) in Level II Neonatal Intensive Care Units：study protocol for a cluster randomized controlled trial[J]. Trials，2017，18(1)：467.

[4] 熊晓菊，陈锦秀，叶天惠. 家庭参与式护理模式在加拿大NICU应用现状及对我国早产儿护理的启示[J]. 护理研究，2017，31(6)：652－655.

[5] 朱丽辉，王莉. 健康教育 & 以家庭为中心的护理理念[J]. 中国卫生人才，2016(3)：70－72.

[6] JIANG S ， WARRE R ， QIU X，et al. Parents as practitioners in preterm care[J]. Early Human Development，2014，90(11)：781－785.

[7] TAWFIK D S ， PHIBBS C S ， SEXTON J B，et al. Factors Associated With Provider Burnout in the NICU[J]. Pediatrics，2017，139(5)：e20164134.

[8] HEI M，GAO X，GAO X，et al. Is family integrated care in neonatal intensive care units feasible and good for preterm infants in China：study protocol for a cluster randomized controlled trial[J]. Trials，2016，17(1)：22.

[9] WIGERT H，DELLENMARK BLOM M，BRY K. Parents' experiences of communication with neonatal intensive-care unit staff：an interview study[J]. BMC Pediatrics，2014，14(1)：304.

[10] AL MAGHAIREH D F，ABDULLAH K L，CHAN C M，et al. Systematic review of qualitative studies exploring parental experiences in the Neonatal Intensive Care Unit[J]. Journal of Clinical Nursing，2016，25(19－20)：2745－2756.

[11] VAZQUEZ V，CONG X. Parenting the NICU infant：A meta-ethnographic synthesis [J]. International Journal of Nursing Sciences，2014，1(3)：281－290.

[12] GABRIEL S，SHALINI U，EMMA K，et al. Barriers and Enablers of Kangaroo Mother Care Practice：A Systematic Review[J]. PLOS ONE，2015，10(5)：e0125643.

附　录

家庭参与式护理的技术关键点总结

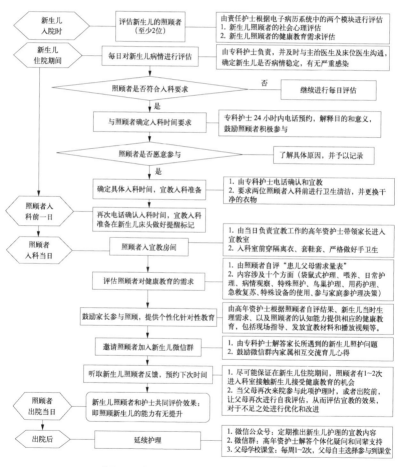

附图 1　病区开展家庭参与式护理的流程图

199

附表 1　家庭护理模式特点

模式	参与人员	服务地点	优　点	缺　点
家庭护理	护理团队、家属	家庭	护士成立家庭干预小组进入患儿家庭,对患儿及其家属进行同步教育、强化随访跟踪	只适用于疾病康复期的患儿
以家庭为中心的护理	护士、家属	医院	强调"治愈"向"关怀"的转变,是对医护人员照护理念的改变	没有让家属完全参与到患儿的照护过程中,出院后家属仍然会感觉紧张和没有能力照顾患儿
家庭协作护理	医生、护士、家属	家庭	针对家庭里对疾病不良行为的指导,营造家庭氛围,有助于患儿依从性的提升	只适用于一些慢性病行为的监测,全程在家庭,护理人员不能进行持续的护理
家庭参与式护理	专科护士、家属	医院	由经过培训的家庭成员参与患儿的护理工作	护理内容较烦琐,需要护理人员与家庭照顾者紧密配合

附表 2　父母学校内容设置

内　　容
读懂新生儿行为
新生儿生理特点及免疫接种
母乳喂养、强化喂养及何时添加辅食等
常见病症的识别和预防

（续表）

内　　　容
新生儿盆浴、抚触及按摩
新生儿随访的重要性与早期干预
早产儿的家庭护理计划
安全防范篇
预防感染关，做好新生儿的守护者
早产儿纠正胎龄生长发育情况及干预方法
患儿出院回家第一天
新生儿智护训练和潜能开发
袋鼠式护理和亲子依恋
新生儿异常反应的观察及紧急情况的处理

附表3　新生儿重症监护病房父母紧张焦虑评分量表

PSS：NICU

维　度	条　　目	无紧张焦虑感	稍微有点紧张焦虑	中等程度的紧张焦虑	很紧张焦虑	特别紧张焦虑
		1分	2分	3分	4分	5分
孩子需要入住NICU是否使您紧张焦虑	孩子需要入住NICU是否使您紧张焦虑					
NICU声光环境等对您紧张焦虑的影响	周围满布监护仪和其他抢救设备					

（续表）

维　度	条　目	无紧张焦虑感	稍微有点紧张焦虑	中等程度的紧张焦虑	很紧张焦虑	特别紧张焦虑
		1分	2分	3分	4分	5分
NICU 声光环境等对您紧张焦虑的影响	NICU 内仪器设备工作的哔哔声					
	监护仪器的突然报警声					
	周围还有其他病危的患儿					
	NICU 中忙碌的工作人员					
	假设您的孩子也需要气管插管呼吸机治疗					
孩子的病情和治疗对您紧张焦虑的影响	孩子周围有很多管道和仪器，孩子身上有瘀斑或伤口					
	孩子的肤色看起来很差（如苍白或黄疸）					
	孩子的呼吸动作很不正常					
	孩子个头小					
	孩子看起来皮肤皱皱的					
	可以看见插在孩子身体里的针头或管道					

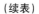

（续表）

维　度	条　目	无紧张焦虑感	稍微有点紧张焦虑	中等程度的紧张焦虑	很紧张焦虑	特别紧张焦虑
		1分	2分	3分	4分	5分
孩子的病情和治疗对您紧张焦虑的影响	孩子是接受的静脉营养输注或胃管喂养					
	当孩子看起来好像很疼的时候					
	当孩子看起来很不开心的时候					
	当孩子看起来很消瘦和虚弱					
	孩子有惊跳和不安的动作					
	您的孩子不能像别的孩子一样地哭					
	孩子哭了很长的时间					
	当孩子看起来很害怕的样子时					
	您正好看见孩子的肤色突然变苍白或发紫					
	您看见孩子没有在呼吸					
	看见孩子长时间没有正常呼吸					

维　度	条　目	无紧张焦虑感	稍微有点紧张焦虑	中等程度的紧张焦虑	很紧张焦虑	特别紧张焦虑
		1分	2分	3分	4分	5分
母子亲情和父母责任感对您紧张焦虑的影响	与孩子分开					
	不能感觉(摸、看、听)到孩子					
	不能亲手照料(如换尿片、洗澡)自己的孩子					
	当您想抱孩子的时候不能抱她/他					
	眼见着孩子痛苦而自己却感觉无助和不能保护孩子					
	感觉不知道怎样才能帮到自己的孩子					
	没有机会和孩子单独待在一起					
	有时候想不起来孩子的模样					
	不能与其他家庭成员共同分享拥有孩子					

（续表）

维　度	条　目	无紧张焦虑感	稍微有点紧张焦虑	中等程度的紧张焦虑	很紧张焦虑	特别紧张焦虑
		1分	2分	3分	4分	5分
母子亲情和父母责任感对您紧张焦虑的影响	害怕抚摸或抱着孩子					
	感觉医护人员对孩子更亲近而自己却没那么亲近					
其他说明						

摘自：何利，谭彦娟，黑明燕. 新生儿重症监护病房实施家庭参与式综合管理对住院早产儿母亲紧张焦虑情绪影响的自身前后对照研究[J]. 中国循证儿科杂志，2015，10(06)：409－413.

附表4　早产儿照顾者照顾能力自评及护士针对性指导表

姓名：　　　性别：　　　住院号：　　　科别：　　　床号：
您与孩子的关系是：＿＿＿＿＿＿＿＿＿＿
☆请评估您目前对早产儿的照顾能力，在您认为自己目前已经掌握的项目后面打√，负责宣教的护士将根据您的评估进行针对性的宣教、指导和效果评价。

内容	项　目	照顾能力1			照顾能力2			照顾能力3	
		自我评估	护士指导	护士评价	自我评估	护士指导	护士评价	自我评估	护士指导
居家照护技能	如何进行洗手								
	如何给宝宝更换尿布								
	怎样给宝宝洗澡								

（续表）

内容	项　目	照顾能力1			照顾能力2			照顾能力3	
		自我评估	护士指导	护士评价	自我评估	护士指导	护士评价	自我评估	护士指导
喂养营养	妈妈直接乳房喂养								
	母乳的收集、储存和解冻								
	母乳强化剂的使用及保存								
	使用奶瓶喂养的技巧								
	奶具的清洁和消毒								
	奶粉的冲调方法								
早期干预	早产儿抚触								
	早产儿生长发育的特点								
症状体征观察	体温测量和判断								
	宝宝大小便的观察								
	宝宝腹胀的观察								
	如何识别排便异常								
	宝宝便秘了怎么办								
	尿布性皮炎（红臀）								
急救知识	预防呛奶引起的窒息								
	宝宝呛奶窒息急救方法								
	早产儿气道梗阻的救助方法								
	早产儿CPR（急救措施）								

（续表）

内容	项　　目	照顾能力 1			照顾能力 2			照顾能力 3	
		自我评估	护士指导	护士评价	自我评估	护士指导	护士评价	自我评估	护士指导
安全防范	外出安全（如何使用推车和汽车内安全座椅的使用）								
	居家环境要求								
	保暖安全（如何做好给宝宝保暖时的安全）预防保暖过渡								
	预防锐器对宝宝的伤害								
	睡眠安全（防止早产儿猝死综合征）								
	防止摇晃（防止虐待性头部创伤）								
特殊照顾	用药护理（包括维生素、铁剂的剂添加）								
亲子关系	读懂早产儿行为								
	袋鼠式护理								
	安抚哭吵宝宝								
	母亲情绪对宝宝的影响								
早产儿父母签名									
护士签名									
日　　期									

摘自：成磊,陆春梅,张玉侠,等. 提升早产儿出院家庭准备度最佳循证实践方案的制订和应用[J]. 中华护理杂志, 2016, 51(7)：787－791.

附表 5　新生儿重症监护病房患儿父母需求量表

对您来说以下各条内容是否重要，每一条的内容是否被满足请您在所选择的项目下的空格内画"√"即可，如果选择未满足项则请在未满足项后面的空格里写出您认为未满足的原因您认为对您来说	是否重要				每一条内容是否已被满足			
	非常重要	重要	一般	不重要	已被满足	部分满足	未被满足	未被满足原因
	4	3	2	1	3	2	1	
1. 医护人员能如实回答问题	4	3	2	1	3	2	1	
2. 医护人员能以您听得懂的方式解答问题	4	3	2	1	3	2	1	
3. 能得到保证孩子正在接受有可能做到的最好的照护	4	3	2	1	3	2	1	
4. 能了解患儿治疗进展的具体情况	4	3	2	1	3	2	1	
5. 能感受医护人员真正关心孩子	4	3	2	1	3	2	1	
6. 能了解孩子的预后	4	3	2	1	3	2	1	
7. 对孩子感到有希望	4	3	2	1	3	2	1	
8. 能被告知哪些人可助解决家庭面临的问题	4	3	2	1	3	2	1	
9. 能向别人诉说自己的负向情绪	4	3	2	1	3	2	1	
10. 当您情绪激动时能被鼓励用哭泣来宣泄自己的情感	4	3	2	1	3	2	1	

（续表）

对您来说以下各条内容是否重要，每一条的内容是否被满足请您在所选择的项目下的空格内画"√"即可，如果选择未满足项请在未满足项后面的空格里写出您认为未满足的原因	是否重要				每一条内容是否已被满足			
	非常重要	重要	一般	不重要	已被满足	部分满足	未被满足	未被满足原因
您认为对您来说	4	3	2	1	3	2	1	
11. 被告知其他能助解决问题的人	4	3	2	1	3	2	1	
12. 能有人帮助解决经济上的困难	4	3	2	1	3	2	1	
13. 任何时候可以独处	4	3	2	1	3	2	1	
14. 当您来新生儿重症监护病房探视时能有人陪伴在身边	4	3	2	1	3	2	1	
15. 在医院里能有一个可以独处而不受扰的地方	4	3	2	1	3	2	1	
16. 能得到照顾患儿的相关指导	4	3	2	1	3	2	1	
17. 可以谈及孩子死亡的可能性	4	3	2	1	3	2	1	
18. 希望身边能有朋友给予支持	4	3	2	1	3	2	1	
19. 希望有人能关心您的健康状况	4	3	2	1	3	2	1	
20. 第一次来新生儿重症监护病房时,医护人员能够进行环境和设施的介绍和说明	4	3	2	1	3	2	1	

（续表）

对您来说以下各条内容是否重要，每一条的内容是否被满足请您在所选择的项目下的空格内画"√"即可，如果选择未满足项则请在未满足项后面的空格里写出您认为未满足的原因 您认为对您来说	是否重要				每一条内容是否已被满足			
	非常重要	重要	一般	不重要	已被满足	部分满足	未满足	未被满足原因
	4	3	2	1	3	2	1	
21. 在休息室附近有卫生间	4	3	2	1	3	2	1	
22. 休息室有沙发、桌椅等家具	4	3	2	1	3	2	1	
23. 休息室附近有电话方便联系	4	3	2	1	3	2	1	
24. 医院能提供可口的食品	4	3	2	1	3	2	1	
25. 感觉被医护人员所接受	4	3	2	1	3	2	1	
26. 医护人员能使父母放心地离开病房	4	3	2	1	3	2	1	
27. 能了解孩子做有关检查和治疗的目的	4	3	2	1	3	2	1	
28. 能了解患儿正在接受的治疗	4	3	2	1	3	2	1	
29. 能够确切知道医护人员正在为孩子做什么	4	3	2	1	3	2	1	
30. 能知道哪些专业人员正在照护孩子，如医生、护士等	4	3	2	1	3	2	1	

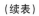

（续表）

对您来说以下各条内容是否重要，每一条的内容是否被满足请您在所选择的项目下的空格内画"√"即可，如果选择未满足项则请在未满足项后面的空格里写出您认为未满足的原因	是否重要				每一条内容是否已被满足			
	非常重要	重要	一般	不重要	已被满足	部分满足	未被满足	未被满足原因
您认为对您来说	4	3	2	1	3	2	1	
31. 能了解哪些医护人员给予相应方向的信息	4	3	2	1	3	2	1	
32. 希望能亲自参与照护孩子	4	3	2	1	3	2	1	
33. 能被告知有关宗教服务情况	4	3	2	1	3	2	1	
34. 每日能和孩子主管医生进行沟通	4	3	2	1	3	2	1	
35. 能安排一位医务人员，当您或其他亲属不在医院探视，能通过电话与其联系	4	3	2	1	3	2	1	
36. 希望任何时间均可以前来探视	4	3	2	1	3	2	1	
37. 能经常见到孩子	4	3	2	1	3	2	1	
38. 每日都能得到有关患儿情况的信息	4	3	2	1	3	2	1	
39. 针对特殊的情况可以改变探视时间	4	3	2	1	3	2	1	
40. 当孩子情况有变化时，医院能尽快通知	4	3	2	1	3	2	1	

(续表)

对您来说以下各条内容是否重要,每一条的内容是否被满足请您在所选择的项目下的空格内画"√"即可,如果选择未满足项则请在未满足项后面的空格里写出您认为未满足的原因您认为对您来说	是否重要				每一条内容是否已被满足			
	非常重要	重要	一般	不重要	已被满足	部分满足	未被满足	未被满足原因
	4	3	2	1	3	2	1	
41. 当计划把孩子孩子转出新生儿重症监护病房时能被告知	4	3	2	1	3	2	1	
42. 在病房附近设置休息室	4	3	2	1	3	2	1	
43. 探视时间能准时开放	4	3	2	1	3	2	1	
44. 每日能和一位护士交谈孩子的情况	4	3	2	1	3	2	1	

摘自:张椿. NICU患儿父母疾病不确定感、护理需求与角色适应的调查[D]. 延边大学, 2017.

附表6 父母照护记录单

宝宝床号____ 姓名_____ 今日体重_____ 出生日龄____
矫正胎龄_____

时间	体温	迹象（征兆）	活动①	奶 量			出 量			药物
				途径②	类型③	量	小便	大便	其他排泄物	

（续表）

时间	体温	迹象 (征兆)	活动①	奶　量			出　量			药物
				途径②	类型③	量	小便	大便	其他 排泄物	

　　① 活动：1 肌肤接触；2 手卫生；3 互动；4 浅睡眠；5 深睡眠；6 沐浴；
7 其他。

　　② 途径：1 亲喂；2 瓶喂；3 管喂。

　　③ 类型：1 母乳；2 母乳强化剂；3 配方奶。

附表 7　住院期间的 FIC 护理

项　目	护 理 内 容 关 键 点
人员配备	成立 FIC 管理小组，成员包括护士长、主治医生、责任护士，护士长担任组长，负责制订相关制度、护理计划与相关工作的协调、监督与评估；主治医生负责新生儿的病情评估，同意 FIC 的实施；责任护士（由具有丰富临床经验和专科理论知识及良好沟通能力的新生儿专科护士或中级以上职称护士）负责具体护理计划的制订和实施，父母护理知识、护理技能的宣教、培训、随访等
环境准备	（1）病区拥有父母参与护理专用房间 （2）布置安静、温馨，备有洗手池、消毒隔离设备、新生儿洗澡间和护理用品，床单位或有靠背及有扶手的沙发椅和脚凳，奶瓶、泵奶设备，备有监护仪、吸痰、吸氧等及急救物品 （3）两个家庭之间提供隔帘进行遮挡，以保护隐私 （4）有集中小课堂的教室：具备电脑、投影仪、教学用的新生儿模型

项　目	护　理　内　容　关　键　点
FIC 评估阶段	(1) 入院时评估新生儿的照顾者(至少2位) ● 新生儿照顾者的社会心理评估。采用新生儿重症监护病房父母紧张焦虑评分量表(PSS：NICU)来评估新生儿照顾者情绪 ● 新生儿照顾者的健康教育需求评估,内容涉及10个方面(袋鼠式护理、喂养、日常护理、病情观察、特殊照护、鸟巢护理、用药护理、急救复苏、特殊设备的使用、参与家庭护理决策) (2) 住院期间：每日对新生儿病情进行评估 专科护士在医生查房完毕,经与主管医生沟通,确认新生儿病情稳定且次日无特殊检查和治疗,确定次日共同参与护理的家庭。先电话询问新生儿照顾者无发热、感冒、肠胃不适等,然后通知新生儿照顾者次日来医院参与护理照护
确定阶段	(1) 新生儿照顾者纳入标准 ● 年龄≥18岁,初中及以上文化程度,身心健康,既往无精神病史,有基本的阅读和理解能力 ● 居住在本市,在家休养,白天能够随时来医院共同参与护理;每次来院参与FIC护理工作至少4小时,每周至少3次 ● 新生儿家属自愿参与FIC,并签署知情同意书 ● 家庭系统完整、稳定 (2) 新生儿照顾者排除标准 ● 新生儿父母拒绝合作 ● 近期患上呼吸道感染、皮肤传染病等传染性疾病者;有发热、肠胃不适者等
实施阶段	护士对新生儿照顾者的针对性指导形式：理论课堂培训和床边父母参与照护 (1) 理论课堂培训：至少每周安排1次,对新生儿的特点与护理、新生儿相关疾病、新生儿护理常见问题及处理等课程进行PPT授课讲解,引导父母积极参与到治疗、护

(续表)

项　目	护 理 内 容 关 键 点
	理中,正确认识到父母在新生儿护理的重要性。应用模拟娃娃、新生儿用具,现场指导,教会父母新生儿沐浴、母乳和人工喂养、测体温、换尿布等方法,对父母提出的问题现场给予解答,与父母共同分析遇到问题的原因,共同寻找解决的方法。在此基础上,进行一对一指导,纠正错误的行为,并仔细观察父母操作的掌握情况。可邀请成功有新生儿入住病房经历的新生儿照顾者来院给新手新生儿照顾者现身讲解,同伴现身交流,提供心理和身体的支持培养照护的自信心

(2) 床边父母参与照护:指导父母学会以下家庭护理,清楚家庭参与式护理的新生儿照顾者和护士的职责
- 手卫生,强调手卫生的重要性,洗手时刻,洗手步骤
- 新生儿基础护理(眼部、口腔、脐部、臀部护理方法,更换尿布、穿衣、沐浴、测量体温)
- 学习简单症状观察(面色、经皮氧饱和度、呼吸、大便、哭声、腹部情况)
- 喂养指导:奶液配置(奶瓶喂养)、母乳喂养、母乳强化方法
- 用药护理(口服药准备和喂药)
- 皮肤护理:袋鼠式护理(肌肤最大面积的直接接触)、新生儿抚触(抚触手法)
- 体位护理:鸟巢式的体位摆放、哄抱新生儿、睡眠姿势
- 急救复苏:窒息复苏、意外简单处理
- 监护仪及特殊设备的使用
- 学习记录宝贝成长点滴,可作为父母日记的组成部分